ERの
クリニカルパール
160の箴言集
（しんげん）

岩田充永
藤田医科大学救急総合内科学 教授

医学書院

【著者紹介】

岩田 充永（いわた みつなが）

藤田医科大学救急総合内科学 教授

1998年名古屋市立大学医学部卒業。内科，麻酔科，老年医学を研修後，名古屋掖済会病院救命救急センター勤務。2012年より藤田保健衛生大学（現 藤田医科大学）勤務，2014年より現職。

救急医になって，学生時代に熱中していたオーケストラを思い出します。一流の指揮者は，そこに存在するだけでメンバーは安心し，紡ぎだされるハーモニーに聴衆は熱狂します。自分がいることでERの皆が安心して働き，患者に最善の結果がもたらされる，「指揮者のような救急医」を目指して現在も修行中です。

ERのクリニカルパール―160の箴言集

発　行	2018年11月1日　第1版第1刷Ⓒ
著　者	岩田充永
発行者	株式会社　医学書院
	代表取締役　金原　俊
	〒113-8719　東京都文京区本郷1-28-23
	電話　03-3817-5600（社内案内）
印刷・製本	永和印刷

本書の複製権・翻訳権・上映権・譲渡権・貸与権・公衆送信権（送信可能化権を含む）は株式会社医学書院が保有します．

ISBN978-4-260-03678-8

本書を無断で複製する行為（複写，スキャン，デジタルデータ化など）は，「私的使用のための複製」など著作権法上の限られた例外を除き禁じられています．大学，病院，診療所，企業などにおいて，業務上使用する目的（診療，研究活動を含む）で上記の行為を行うことは，その使用範囲が内部的であっても，私的使用には該当せず，違法です．また私的使用に該当する場合であっても，代行業者等の第三者に依頼して上記の行為を行うことは違法となります．

JCOPY　〈出版者著作権管理機構　委託出版物〉

本書の無断複製は著作権法上での例外を除き禁じられています．複製される場合は，そのつど事前に，出版者著作権管理機構（電話 03-3513-6969，FAX 03-3513-6979，info@jcopy.or.jp）の許諾を得てください．

まえがき

　医師になって20年，ERを主な仕事場にして15年が経過しました。

　私がERで働く救急医を志した頃には想像もできなかった優れた書籍が多数出版されています。それなのにいま，なぜ本書を執筆したいと思ったのか，改めて考えました。

　これまで臨床現場でたくさんの経験をさせていただきました。加齢によって記憶力は確実に衰えていきますが，その経験からパターン認識で乗り切れること，ERの現場で何回も口にしていることを整理して書面に残しておきたいと考えました。

　同様に，加齢によって知識・技術も衰えます。しかしそれ以上に衝撃を受けたことは，知識・技術を渇望する姿勢が衰えることです。自分が15年前に尊敬する師匠の診療に張り付き，また，日々のERで経験したことをまとめた症例ノートを見返すと，現在の自分の意欲の低下に愕然とします。ここまで老いてしまったら，せめて社会に貢献し，組織に貢献し，後輩医師の成長につながる環境を整えることに微力を尽くすしかない（それが現在の仕事です）。自分が会得した最低限のルールをまとめておこうと思うに至りました（まるで遺言ですね）。

　ですから，30代に執筆した書籍のように，すべてを網羅した「あれもこれも」という欲望は捨てました。また，「○○という論文では……と書いてある」

的な有名ジャーナルの紹介の羅列（よい意味でも悪い意味でも，他人のふんどしで相撲を取るような記載）も極力排除しました。EBM は大切ですが，救急領域をエビデンスで語りつくすことは難しく，米国救急医学会の Clinical policy の推奨でもエビデンスレベルは低いのが現実です。それくらい ER は人間臭い現場です。15 年前には「救急車の電話番」と揶揄されていた ER で生きてきた「オヤジの小言」をまとめました。

　かつてサッカー日本代表監督であったイビチャ・オシム氏は「考えながら走る」ことの重要性を強調していました。ER で勤務していると同じことが要求されていると実感します。忙しい ER でこれを実践するためには，考えてから動くのでは遅く，「考え（アイデア）」の引き出しをたくさんもち，状況に応じて適切な「考え（アイデア）」を迅速かつ的確に引き出すトレーニングが非常に重要だと日々感じます。この「考え（アイデア）」の引き出しをたくさんもっておくためには，自験例だけでなく経験を皆で共有することが大切です。私が仲間たちと経験した症例から得られた教訓を皆様と共有でき，多忙かつ多様な臨床現場で「考えながら走る」ことができる集団が増えていくことにつながれば，これに勝る喜びはありません。

　　2018 年 10 月

岩田　充永

目次

1.
コミュニケーション, リーダーシップ

1. ERで笑うな 2
2. エラーから学べ 3
3. チームダイナミクスを意識せよ 5
4. リーダーを目指す人へ 7
5. 患者コミュニケーションの極意 9
6. 正論ではうまくいかないこともある 11
7. 人は急かされるとミスを犯す 13
8. 救急医療のABCD 15
9. 情報遮断は命取り 17
10. 失敗は継ぎ目で起こる 19

ミニパール
1 4 / 2 8 / 3 10 / 4 14 / 5 16 / 6 20

2.
診察, 急変対応

11. 気道を優先する 22
12. 急変前のサイン 24
13. ERでの急変パターン 26

⑭ 移動中の急変　28
⑮ SpO₂ 100％と過換気症候群の判断　30
⑯ SpO₂ の評価　32
⑰ 鎮痛をためらうな　34
⑱ 鎮静のリスク　36

● ミニパール
7 23／8 23／9 25／10 25／11 25／12 27／
13 29／14 31／15 31／16 35／17 37／18 37

3.
内科全般, 症状

⑲ ER での降圧　40
⑳ 乳酸値を手がかりに　42
㉑ 神経脱落症状で見逃しがちな疾患　44
㉒ 失神か？ 非失神か？ 一過性意識障害の鑑別　45
㉓ 起立試験の重要性　47
㉔ 精神疾患と判断する前に　49
㉕ アルコールと判断する前に　51
㉖ 頭痛の問診　53
㉗ 危険な便秘　55
㉘ 尿閉の合併症と原因検索　57
㉙「高齢者の不穏」の背後にあるもの　59
㉚ 高齢者の入院判断　61
㉛「高齢者の転倒」は急病のサイン　63
㉜ 異所性妊娠破裂を疑え　65
㉝ 担癌患者の ER 受診（oncologic emergency）　67

● ミニパール

19 41／20 41／21 43／22 46／23 46／24 48／
25 48／26 50／27 52／28 54／29 54／30 54／
31 56／32 58／33 58／34 60／35 60／36 60／
37 62／38 62／39 64／40 64／41 64／42 66／
43 66／44 66／45 66

4.

心血管

34 急性冠症候群の診断　70
35 急性冠症候群を疑う症状　72
36 急性冠症候群の心電図所見　74
37 急性心筋梗塞の急変対応　75
38 急性心筋梗塞のコンサルト　76
39 急性大動脈解離の非典型例　78
40 急性大動脈解離と右室梗塞の合併　80
41 急性大動脈解離と脳梗塞－tPA禁忌の脳梗塞　82
42 急性大動脈解離の画像評価　84
43 急性心不全の原因と増悪因子　87
44 急性心不全の病型と治療　88
45 不整脈は原因か？ 結果か？　90
46 心房細動の対応3ステップ　91
47 wide QRS頻拍の治療　92
48 wide QRS頻拍の原因検索　93
49 徐脈性ショックの原因検索　95
50 肺塞栓症を疑う「主訴+α」　97

● ミニパール

46 77／47 83／48 94

5.
脳神経

- 51 見逃しやすい脳梗塞　100
- 52 くも膜下出血を疑ったら　102
- 53 軽症くも膜下出血のCT読影　104

●ミニパール
49 101／50 103／51 103

6.
急性腹症

- 54 注意すべき小腸閉塞　108
- 55 緊急性が高い大腸閉塞　110
- 56 腸管虚血を疑え　111
- 57 「腸管拡張＝腸閉塞」ではない　113
- 58 尿路結石を疑ったら　114
- 59 尿路結石は感染を探せ　115

●ミニパール
52 109／53 112／54 116

7.
内分泌

- 60 高血糖緊急症の誘因　118

61 低血糖の非典型例　119
62 低血糖の原因検索　121

●ミニパール
55　120／56　120／57　122

8.
感染症

63 細菌性髄膜炎の診断　124
64 細菌性髄膜炎の治療　125
65 深夜に受診する咽頭痛に注意　126
66 急性胆管炎の早期診断　128
67 敗血症を疑うタイミング　130
68 敗血症の治療　132
69 壊死性軟部組織感染症を救え　133

●ミニパール
58　127／59　127／60　129／61　129／62　131／63　131／64　131／65　134

9.
アナフィラキシー，中毒，環境

70 アナフィラキシーでは躊躇するな　136
71 最重症アナフィラキシーの対応　138
72 低体温症の原因検索　140
73 熱中症は除外診断　141

● ミニパール
66 137 / 67 142 / 68 142

10. 外傷

- 74 Primary survey を実施せよ　144
- 75 外傷ショックを見逃すな　146
- 76 出血性ショック時の止血術　148
- 77 外傷患者の低体温予防　149
- 78 出血性ショック時の輸液　151
- 79 出血性ショック時の輸血　153
- 80 骨折のトラブルを防ぐ方法　155

● ミニパール
69 145 / 70 147 / 71 150 / 72 150 / 73 150 / 74 150 / 75 152 / 76 152 / 77 152 / 78 154 / 79 154 / 80 154

あとがき　157
索引　159

デザイン　三木俊一（文京図案室）

1.
コミュニケーション，リーダーシップ

ERで笑うな

> **パール1**
>
> **ERで笑顔を見せる時は，タイミングを考えること！**
> 適切なタイミングでの笑顔は癒しになるが，時機を誤るとトラブルの原因となる。
> 笑い声は，どんな場合でも患者を不快にさせる。絶対に笑い声を立てないこと。

医療者の笑顔は適切なタイミングであれば，癒しにつながる。

ERでは，患者の苦痛や不安が解除された時の医療者の笑顔は，患者への共感を示す最大のメッセージとなる。しかし，手技がうまくいかなかった時の医療者の苦笑いは，患者には「自分は軽んじられている」という「嘲笑」に映る。

ERで笑顔を見せるのは，患者の苦痛や不安が解決した時だけと心得ておくべきである。

一方で，**医療者間の「笑い声」はどんな場合でも患者を不快にする**ものだと認識しなければならない。医療者は緊張感を和らげるため，チームワークをよくするため，メンバーを鼓舞するためなど，様々な理由でユーモアを活用する。「楽しいから笑うのではなく，笑うから楽しい」という側面で，これは正しい。

しかしERは，病棟のスタッフステーションと病室のように，舞台と舞台裏が分離されている場所ではない。**医療スタッフの会話はすべて患者に聞こえている**と考えておくべきだ。不安や苦痛を抱えた状態の人間にとって，医療者の笑い声は悪意がなくても不快この上ない。

同じ笑顔なら，患者を癒す「武器」に使ったほうがよい。**タイミングを意識すること。笑い声は絶対に立てないこと。**

■ エラーから学べ

> **パール 2**
> ERでのエラーは20年間変わっていない。
> 自分のエラーは謙虚に受け止め，再発防止策を導き出すこと！
> 他人のエラーも自らの教訓とし，謙虚に学ぶこと！

ERで，すべての症例を的確に診断し治療することは不可能だが，誰しもエラーはしたくないものである。

ERで発生する重大なエラーは，筆者が医師となった20年前と現在とで変わりはない。外傷，腸閉塞，くも膜下出血，急性喉頭蓋炎，急性心筋梗塞，急性大動脈解離の誤診が，紛争事案の上位である。先輩が間違えたことは自分も間違えそうになるし，後輩も同様なのだ。

たくさんの医師を見てきたが，優秀な人間の共通点は以下を実践していることだ。
- 自分のエラーから教訓を導き出すこと
- 先輩の失敗談を聞くこと（自分も遭遇することとして）
- 後輩に積極的に話すこと

失敗することに唯一のメリットがあるとすれば，**いかにしたら同じことを繰り返さないですむかを考える機会を得る**ことである。そして，自分だけですべてのエラーを経験することはできないのだから，他人のエラーも自らの教訓として学ぶことが重要である。プロイセン王国，ドイツ帝国の首相であったビスマルクが「**愚者は自分の経験から学んだことを疑わない。私は自らの誤りを避けるために，他人の経験から学ぶことを好む**」と語っているのは有名な話だ。

また，日本を代表するある指揮者は修業時代に様々な指揮者の練習を見学し「人がやってうまくいったことは，まねしてもうまくいかない。でも，これをしてはだめだということは，やはり私たちもしない

ほうがいいんです。**誰かがうまくいかないことは，誰がやってもうまくいかないことだと学びました**」と語っている。

しかし，**人間はエラーに対して鈍感になる**ということも認識しておかなければならない。
・失敗を認めない（言い訳ばかり）
・失敗を認めて落ち込むだけ（レジリエンスの欠如）
・失敗から逃げるために，自分だけ安全地帯に逃げ込む
・失敗を他人事としか認識できない
　このような人間がいかに多いことだろう（自戒を込めて）。

エラーに真摯に向き合うこと！　エラーから学ぶこと！

ミニパール 1

トラブルと悪性腫瘍は症状が出てからでは遅い。誰よりも早く察知できる体制を築け！

ERはネガティブな感情がぶつかり合う場所だから，トラブルはあって当然。その芽を事前に摘むのがリーダーの仕事である。一流のアスリートは起きたことに対処するのではなく，起きそうな気配を察知して微調整している。ノイズをキャッチせよ。相談しやすい雰囲気をつくること。

■ チームダイナミクスを意識せよ

> **パール 3**
>
> **重症患者の救急治療ではチームダイナミクスを意識せよ！**
> 蘇生チームのリーダー（司令塔）がはっきりしなかったら，素直に「リーダーは誰ですか？ 自分がすべきですか？」と確認すること。
> リーダーなき医療者の集まりは，1人で対応するよりも患者に悪影響を及ぼすリスクがあると心得よ。

　重症患者が搬送され救急コールがかかると，多くの医療者が集まってくる。このシステムは悪いものではないが，「船頭多くして船山に上る」という諺があるように，リーダーなき医療者の集まりは1人で対応するよりも患者に悪影響を及ぼすリスクがあると認識しなければならない。

　チームダイナミクスは，チームリーダーの役割とチームメンバーの役割で構成される。医学的知識などとは別のノンテクニカルスキルに分類されるもので，習得にはシミュレーショントレーニングも有用である。

　チームリーダーは，**患者の救命のために向かうべき方向を明確に示し，リズムをつくり出すことが最大の使命**である。直接手を下すのではなく，メンバーをサポートし鼓舞し，時には疑問も受け入れる度量が求められる（音を出さない唯一の演奏家である指揮者の立ち振る舞いが，オーケストラのハーモニーの質を決定するのと似ている）。具体的には，下記の要素を意識すること。

❶**患者の足元に立つこと**（できればメンバーより高い足台に乗るとよい）

❷**絶対に怒鳴らないこと**（危機的局面ほど冷静さとユーモアが求められる）

❸メンバーの能力を勘案して明確な指示を与えること
❹メンバーの完了の報告を受ける前に,次の指示を出さないこと
❺自分のアセスメントは声に出すこと(「黙っていても伝わっているはず」は大きな誤解)
❻自分の能力を超えたと思ったら,適切な助言を求めること(ただし,最終決定はリーダーが行うこと)

チームメンバーは,リーダーの指示を的確に遂行すること。患者のために生じた疑問は躊躇なく質問し,リーダーをサポートする姿勢が求められる。具体的には下記の要素を意識すること。
❶指示を受けたら必ず返事をすること
❷指示を完了したら,その旨を声に出して報告すること
❸自分の限界を超えた指示を与えられたら,「できません」と素直に言うこと
❹黙って勝手な行動を起こさないこと(たとえ患者のためによかれと思っても)

リーダーとメンバーの協働でリズムをつくり出せ!

参考文献
1) Yeung JH, et al. Crit Care Med 40:2617-2621, 2012.

■ リーダーを目指す人へ

パール4

リーダーがどんなに賢明な助言をしても，人として受容されていなければ誰も従わないであろう。
日々の言動を意識せよ！

　これは自戒のパールである。

　ERはほかの領域に比べてリーダーとなる年次が若い。様々な年次の医師に加えて多職種の協働で成立するER診療におけるリーダーの重要な役割の1つは「**限られた時間の中で，できるだけ多くの人の能力を最大限に活性化できる**」ことだと考える。

　これを達成するためには，**①皆が気持ちよく働けるようなリズムをつくり出すこと，②現場が助けてほしいと発するサインを敏感に感じ取るセンサーを磨くこと，③他者を尊重した言動に留意すること，④自分が人としてメンバーに受容されていること**が必須の条件となる。

　人間として組織に受容されていない自称リーダーがどんなに立派なビジョンや知識を語っても，聞き入れられることはないのが現実だ。「**自分が組織で人間として，受け入れられているか？**」を自問することは辛い作業であるが，どんな立派なリーダー論を学ぶよりも大切なことだと感じる。

　現場が多数の患者による混雑，クレーム，他部署とのトラブルなどで困っている時に背を向けていないだろうか？ 夜中にかかってくる相談の電話に気持ちよく応じているだろうか？ 自分に相談しやすい雰囲気をつくり出せているだろうか？ 最後は「責任は自分にある」と明言する覚悟はできているだろうか？ 臨床の現場よりも自分の勉強や講演・執筆活動など課外活動を優先していないだろうか？（私たちは患者のために勉強しているのであり，カンファレンスで雄弁になるために勉強しているのではない）

筆者が15年前に救急医になる決意をした時に師からいただいた下記の言葉は，いまも自戒する重い言葉である。

「医学的な知識をふりかざして人間関係が壊れると，その後の診療に重大な影響が出ます。それはなんとしても避けるべきです。この国で，ある施設に移ってそこで新しい変化を起こしたいのなら，まずその施設に人間として受け入れられることです。人間として受け入れられなければ，この国では新しい変化は起こせません。人間として受け入れられるためには，嫌われてはだめです。人間として受け入れられたら，少しずつ変化をつくることです。性急な変化にはこの国の人達は抵抗を示します。ゆっくりの変化は受け入れてくれます。ゆっくり変化を起こすには，先輩に意見せず，後輩にはしっかり教える，というのがよいようです」。

ミニパール 2

ERでの1回の診療で正確な診断をするのは不可能である！
診断に苦慮した際は，時間を味方につけること！

①最初に，treatable な疾患を確認
②次に，critical な疾患（翌日の再診までに心停止やショックの危険）の可能性を判断（血管疾患と危険な感染症。☛パール29）
③ER で経過観察中の症状や検査値（心電図，トロポニン，乳酸値など）の推移を確認
④経過観察入院の閾値は低く，特に同じ主訴での24時間以内再診は慎重に対応（患者の不安と決めつけるよりも，こちらの見落としのリスクを重視せよ）
⑤帰宅させる場合はフォローアッププランと再診のタイミングを明確にすること

■患者コミュニケーションの極意

パール 5

すべての患者に治癒をもたらすことはできないが，すべての患者に親切にすることは可能である！
「よい医者に診てもらった」という印象を与えるように演じること（たとえ，それが錯覚であったとしても）。

　すべての患者にエラーなく適切な診断と治療ができることが理想であるが，これを達成することは不可能である。しかし，**すべての患者に親切にすることは可能である**ことを認識しなければならない。

　疲弊した医療者は忘れがちであるが，ERを受診する患者は全員が何らかの不安や心配を抱えているのである。疲弊して接遇への配慮を誤ると，不安や心配は容易に怒りに転化し，大きなトラブルを招く。トラブルはさらにスタッフを疲弊させ，悪循環に陥る。

　医学的には不当と思われる要求であっても，「なぜそのような要求をするのか？」を考える。患者や家族の感情に配慮し「最初に患者を批判せず，まず共感する態度を示すこと」は，必ず自分にとってよい結果につながる。接遇とは患者のためだけでなく，**自分を守るためのツール**と心得たほうがよい（江戸時代の農民は，武士から切り捨てられないように丁寧に振る舞ったのだ）。

　疲弊している時に接遇を考えるのは難しいが，「演技力を磨く」と考えればよい。筆者は指導医から「医師とは，癒し屋を何回も演じなければならない職業なのだ」と教わった。最初は演技であったとしても，「よい医者に診てもらったと思わせるように」何回も演じているうちに，演技が板についてくるものである。

　演技力習得の第一歩は，「医療者の台詞」を覚えることである。

患者を怒らせる危険な一言を「医療者の台詞」に変えること。

- 「症状はそれだけですか？」 ➡ 「ほかに症状はありませんか？」
- 「こんなことで夜中に来たの？」 ➡ 「夜中は近所の医院が閉まっているから，遠いところまで大変でしたね」
- 「こんな症状で救急に来たの？」 ➡ 「今日，一番ご心配なことは何ですか？」
- 「子どもだから熱くらい出しますよ」 ➡ 「夜中の子どもの熱は心配になりますよね」
- 「もう歳なのだから……」 ➡ 「ご高齢の方は，少しのことで体調を崩してしまいますからね」
- 「どうせ，精神的なものですよ……」 ➡ 「今回は心の病気以外かもしれませんしね」
- 「どうして，ここまで放っておいたの？」 ➡ 「ここまでよく頑張られましたね」

医療者の言葉が与える影響は大きい。せっかくならよい方向に影響力を及ぼしたいものだ。

「よい医者に診てもらった」という印象を与えること。たとえ，それが錯覚であったとしても。

> **ミニパール 3**
>
> 災害医療における経験値の差は，専門家と非専門家の間でもわずかしかない（胃癌の手術件数や心臓カテーテル件数の差と比べるまでもない）。
> 皆が過去の事例から学び共有することで，謙虚に学ぶこと。
> 過去の大災害で先人たちがいかに考え，活動し，何を反省したのか，記録から学び，備えること！

■ 正論ではうまくいかないこともある

パール 6

医療は正論だけでうまくいくとは限らない！
診療（検査，投薬，転帰の決定）には医学的適応，社会的適応，政治的適応が存在するので，うまくつきあい，それらの距離を縮めること。

　目の前の患者の最善を考えることは，医療者の大原則である。しかし，自分の考える最善がいつでも正しいとは限らないことも，認識しなければならない。

　医学的適応を吟味して，患者の診断・治療に必要な検査や投薬を過不足なく行うのが理想であることに議論の余地はない。
　しかし，それだけでは円滑に進んでいかないのも医療の現実である。

　ERでは，緊急性がない不眠の症状で処方を求める患者も受診するし，PECARNルールに照らして頭部CTは不要と判断しても検査を強く要求する保護者もいる（CT検査なしで帰宅すると，別の家族から叱責されるというプレッシャーがあるのかもしれない）。このような場合には医学的適応だけ考えて理論で説得するのではなく，「なぜ，そのような要求をするのか？」を考えることも必要になってくる。患者満足とERの安全（平穏）もアウトカムであると考えるのであれば，医学的に適応とならない検査や投薬が存在することを許容する寛容性も求められる（当然，患者に大きな不利益が及ばないことが大前提である）。
　また，多数傷病者発生時にはすべての患者にERで100点満点の医療を実施することは不可能で，60点で妥協しなければならないこともある（この患者には100点だけど，あの患者には30点，という事態は絶対に回避しなければならない。だからトリアージという概念が存在する）。**患者の希望と全体の状況（ERだけでなく時には病院全体の状況）から，ERの診療でどこまで実施すべきかが変化する。**筆

者はこれを**医療の社会的適応**と呼んでいる。

　施設にもよるがERでは，医学的には妥当であっても専門医が嫌う治療（たとえば，腹痛患者の診断確定前の鎮痛薬投与など）や，医学的には不要（エビデンスレベルが低い）と考えられる検査（たとえば，消化管出血患者へのルーチンでの腹部単純X線）を専門医が要求するという事態にも遭遇する。

　「そんなことはエビデンスがない」と議論を挑むのも一法であるが，それが本当に「患者の最善に結びつくのか？（自分のプライドだけに起因していないか）」を自問するべきである。ERでは，つまらぬ議論で後の治療を担当する専門医を不快にさせることが「目の前の患者の不利益」となるリスクがあることも認識しなければならない（誰も不機嫌な医師の治療など受けたくない。専門医にベストパフォーマンスを発揮させるように立ち振る舞うのも救急医の素養である）。

　専門医が否定する治療でも必要と考えるのであれば，実施前に電話で一報し（例「先生，手術中でご多忙と思うのですが，患者がとても痛がっているので鎮痛薬を投与させていただきますね」），不要と思われる検査であっても明らかに患者に不利益が及ぶものでなければ実施するという"機転"が求められることもある。

　筆者は，医学的に不要と判断される医療を専門医から要求された場合に，「最近は○○を省略される先生も多いのですが，どうしましょうか？」と作り笑顔で問いかけ，それでも「必要」と返答があった場合には「患者に明らかに有害でない場合」は実施し，ERにいる後輩には正しい（エビデンスレベルの高い）医学情報を伝えるという作戦をとっている。これが（**院内**）**政治的適応**である。

　エビデンスだけに固執する医療者になるな！　自分の意思決定が，医学的適応によるものか社会的適応によるものか，それとも政治的適応なのかを考えよう。**ERのリーダーには，医学的・社会的・政治的適応の距離を縮めることが求められている。**

■ 人は急かされるとミスを犯す

> **パール7**
>
> **人は急かされるとミスを犯す！**
> 混雑時のERで，急速に治療の流れが決まってしまう場面に要注意！
> 急性心筋梗塞？ ➡ 実は，くも膜下出血，急性大動脈解離
> 急性脳梗塞？ ➡ 実は，急性大動脈解離
> けいれん重積？ ➡ 実は，心室細動（背後に心筋梗塞）

　人は急かされる時，タスクが重なった時にミスを犯す。ERでは，この2つの要素が重なってしまうことが多いのが実情である。

　目の前の患者に集中できる時であれば，自分の臨床推論能力を100％発揮でき，様々な可能性を考慮することも可能である。

　しかし，複数の患者を同時並行で診療しタスクが重なった多忙時には，判断力は著しく低下する（だからこそ，判断力を補う瞬発力としてパールを蓄積しておきたい）。

　さらに治療が進化するとともに，ERでは診断と治療に以下のような時間的制約が厳しく課せられるようになってきた。
- ST上昇型心筋梗塞に対するdoor to balloon time 90分以内
- 発症4.5時間以内の脳梗塞へのtPA投与（しかも早いほど予後良好）
- 敗血症への抗菌薬投与60分以内

　タイムレースで"急かされる"局面は増える一方である。また，コンサルトした専門医から救急医に浴びせられる「なぜ，もっと早く呼ばなかったのか？」という言葉は，「なぜ，こんなことで呼ぶのだ？」という言葉より何倍もショックを受ける。

「多忙」と「時間的制約（急かされる）」の要素が重なると，判断ミスが生じやすいことを認識しておかなければならない。

　以下は，時間が制約された中で起こりやすい判断ミスの例である。

- 急性心筋梗塞？ ➡ 90分以内のPCIを！ ➡ 実は，くも膜下出血や急性大動脈解離
- 急性脳梗塞？ ➡ 4.5時間以内のtPA投与を！ ➡ 実は，急性大動脈解離
- けいれん重積？ ➡ 一刻も早い頓挫を！ ➡ 実は，心室細動（背後に心筋梗塞がある）

　心筋梗塞やtPA適応脳梗塞としてコールされた専門医が，その方向性で一直線に突き進むことは非難できない（多忙時のERではそんなフットワークの軽い専門医が神様のように見えるであろう）。しかしERを統括するリーダーは**「本当にこの治療の方向性で誤りはないだろうか？」と冷静に考える**ことも求められる（たとえ，それが水を差すことになったとしても）。

　ER全体が一気に一方向の治療へ突き進んでいく時には要注意！
　考えられる最悪のシナリオは何か？ ほかの疾患の可能性はないか？ 進んでいる治療は本当に適切か？ を考える冷静な視点を失わないこと。

ミニパール 4

災害医療訓練は，小さなことから積み上げること。混雑したERを円滑に運営することも災害医療訓練となる。混雑したERで役に立たない人間は，災害医療でも不要である。
災害医療の現場でリーダーシップを発揮するためには，普段から信頼を積み上げること！

■ 救急医療の ABCD

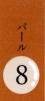

パール 8

ER 診療の大原則 ABCD を守ること！
A（当たり前を），B（ばかにしないで），C（ちゃんとやる），D（どんな時にも）。
平常心欠如のサイン ABCD（A：あほ，B：ばか，C：かす，D：どけ）が出現した時は要注意！

「ER で平常心を失わなければ，大きな間違いは犯さない」と救急の師から教わった。

ER 診療の大原則 ABCD「A（当たり前を），B（ばかにしないで），C（ちゃんとやる），D（どんな時にも）」を守れているだろうか？ 言葉で表すのはたやすいが，実行することは本当に難しい。

ER で発生するエラーの 90％以上は「基本をおろそかにして，論理的な診療ができなかったこと（それくらい平常心を失っていたこと）」に起因する。稀な病態を診断できなかったり難しい手技ができなかったことに起因するのは，非常に稀である。知識の吸収や手技の習得と同等に「平常心の維持」に努力が求められる。**論文を読んだりコースに参加することばかりに熱心で，平常心維持の鍛錬を怠っていないか？** 自問しなければならない。

平常心が欠如した状況での診療では，患者の話を十分に聞かず診察結果や検査結果の都合のよい所だけ解釈してしまい「まあ，大丈夫でしょう」と根拠のない楽観思考が生じやすい。また，投薬や処置においても確認を怠り，誤投薬や誤挿入（血管カテーテル，気管チューブ，経鼻胃管）が放置されやすい。「悪魔は細部に宿る」ことを認識しなければならない。

しかし ER では，多忙，疲労，非協力メンバー（と自分が思ってしまう）の存在など，平常心に悪影響を及ぼす因子が存在するのも事実だ。

自分に**平常心欠如のサインABCD**「A（あほ），B（ばか），C（かす），D（どけ）」が出現していないか，常に自己チェックが求められる。

　師からは「週末の午前2時に泥酔患者を平常心で診療できるようになったら，一人前の救急医になったと思いなさい」とも教わった。**平常心の維持は永遠の目標である。**

ミニパール5

交通外傷（特に未成年者の場合）では，保護者・家族への対応にも特別な配慮（丁寧な説明，頻回の声かけなど）を行うこと！
家族を思う不安・心配は容易に怒りへと転化することを理解せよ。

■情報遮断は命取り

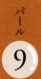

パール 9

ERでの情報遮断は命取り！
情報を決して遮断させないこと。
情報を申し送る立場では「後工程はお客様」、申し受ける立場では「信じる者は"足"救われる」と心得よ。

ERでは情報の遮断が起こりやすい，多くの継ぎ目が存在する。情報遮断は根拠なき楽観的観測を生じさせやすい［☞ パール10］。

これを回避するために，**情報を申し送る立場では「後工程はお客様」，申し受ける立場では「信じる者は"足"救われる」と心得ておくべき**である。

「後工程はお客様」はトヨタ自動車が品質管理で掲げる標語で，「自分が担当した後の作業者をお客様だと思って，後工程の人が作業しやすいように責任をもって次の人に仕事を送りましょう」という意味である。「**ERで診察，検査して，担当の医師に連絡したら自分の仕事はおしまい**」と安易に考えていないだろうか？（そんな医師がいると，コンサルトを受ける専門医から「ERなんて診療科を振り分けるだけの電話番」と陰口をたたかれると認識してほしい）

コンサルトを受けた医師の立場で考えると，前工程（ERでの診療）のアウトプットは後工程（その後の治療を引き継ぐ立場）のインプットなのである。**次の工程が求めるアウトプット情報を提供する努力を怠らないこと。**

適切な情報伝達（コンサルテーション）は，ER診療の質を担保するものである。

情報伝達の手段としては，**SBAR**という方法が推奨される。これはアメリカ軍のチームワークの研究から生まれたツールで，情報伝達に
S（situation）：状況「患者に何が起きているのか」

B (background):背景「患者の臨床的背景は何か」
A (assessment):アセスメント「私が考える問題点はこれ」
R (recommendation):提案「私の提案はこれ」
の4つの要素を入れると,情報が相手に正確に伝わりやすい。

　「信じる者は"足"救われる」とは,ERで救急隊や前医からの情報を吟味することなく鵜呑みにしすぎると痛い目にあうことから生まれたブラックジョークである。**情報を申し受ける立場になった時には,先入観にとらわれすぎないこと。**"後医は名医"となるように。

■失敗は継ぎ目で起こる

パール 10

失敗は継ぎ目で起こる！
早朝に受診した患者への「このまま外来受診」の指示，シフトの変わり目の引き継ぎ，前医からの紹介状，コンサルテーションなど，ERでの継ぎ目はエラーが潜むと認識すること．

　失敗学では「失敗は継ぎ目で起こる」という言葉がある．これは，エラーは誰か1人の決定的なミス（医療では，専門的知識や技術の欠如）で発生するのではなく，報告・連携・確認などノンテクニカルスキルの欠如から情報が遮断され，発生することを意味している．

　多忙な状況で，情報の遮断が起きると「まあ，大丈夫でしょう」という根拠なく物事を楽観的にとらえてしまう心理が働きやすい．

ERに潜む4つの継ぎ目を認識しておくこと！
❶早朝に受診した患者の「このまま外来受診で……」
　疲労困憊の早朝は判断力が低下し，「このまま外来受診で……」というノイズが発生しやすい．重篤な疾患（心筋梗塞，消化管穿孔，敗血症など）の診断の遅延や，待合室で心停止などが起こりうる．
❷前医からの「○○（診断名）で入院お願いします」という紹介状
　前医（紹介元の医師）の診断は，自分とは別の医師のアセスメントとして有用な参考資料となるが，影響を受けすぎないことが重要である．検査が限られたり，一時期の状況しかとらえることができなかったりなど制約も多い（だから「後医は名医」といわれるのである）．紹介のために便宜上病名をつけることも，現実にはありうる（筆者が以前勤務した施設では，ERで紹介を受けた患者の20～30％が紹介時の診断名と最終診断が異なるものであった）．
❸シフトの変わり目の引き継ぎ
　勤務の変わり目は「検査だけ出して日勤に引き継げばいいや」というノイズが発生しやすい．❶の外来受診と同様に，重篤な疾患の診断の遅延が起こりうる．

❹専門医（上級医）へのコンサルテーション

自分が「どう判断し，何を求めているのか」がはっきりしない状況での専門医（上級医）へのコンサルテーションは（特に電話では），多忙な専門医（上級医）に「後日の外来受診で大丈夫でしょう」という根拠なき楽観的観測を発生させやすい。

> **ミニパール 6**
>
> 同日に同じ主訴で ER を再診した患者に要注意。説明が足りなかったか，重病を見落としているかのどちらかであると心得よ！患者の理解が悪い，我慢が足りないと決めつけないこと。可能であれば診察する医師を変えること。

2.
診察，急変対応

■気道を優先する

パール 11

ERでは、いつでも気道がすべてに優先する！
口腔内の血液（鼻出血、吐血、喀血、外傷による）や吐物の存在は窒息の危険を示唆している。安易に仰臥位にしないこと。昏睡状態の患者では気道確保をためらわないこと。

気道閉塞は数分以内に心肺停止状態に至る危険があり、予防が重要である。

鼻出血、吐血、喀血、顔面外傷で意識のある患者は、座位や前方にもたれかかるなど呼吸が最も楽な体位をとりたがる。このような体位であれば気道は保たれているが、処置室で安易に仰臥位にすると気道は閉塞してしまう危険がある。

口腔内の血液は窒息の危険を示唆するものであり、**循環動態や意識レベルの問題で仰臥位にしなければならない時は気道確保の準備を怠ってはならない。**

鎖骨より上方に強い衝撃が示唆され頸椎損傷を疑う外傷では、頸髄損傷を予防するために頸椎固定を実施すべきであるが、気道閉塞をきたしては意味がない。**頸椎損傷を疑っても気道閉塞の危険があると判断した場合は、気道確保を優先しなければならない。**

薬物中毒や頭部外傷で昏睡状態の患者も要注意である。昏睡状態のまま（頭蓋内圧亢進などが原因で）嘔吐すると、患者は自発的に側臥位になることができず、瞬時に気道閉塞をきたす。**昏睡状態の患者では気道確保をためらってはならない。**

ERでは、気道閉塞を予防するために気管挿管を行い、後に登場する専門医に「○○という理由で挿管してしまいました」と弁解している場面に遭遇することも多いが、予防可能なはずの気道閉塞で患者を

失うことの罪深さは比べ物にならないくらい大きい。空振りを恐れてはならない。

例外なく，どのような場合でも気道がすべてに優先されるのだ。

2 診察、急変対応

ミニパール7

ERでの気管挿管は，手術室よりも難易度が高いことを認識せよ！

低酸素，低血圧，アシドーシスのいずれかが存在すると，気管挿管前後で状態悪化のリスクが高い。しかし，ERで気管挿管を決断する時には，どれかに該当していることがほとんどである。手技に自信があるからと油断するな！

ミニパール8

気管挿管を決断した時は，挿管できなかった場合のプランを最低3つは準備して臨むこと！

- 声門上気道デバイスの準備：LM（ラリンゲアルマスク）やLT（ラリンゲアルチューブ）
- ビデオ喉頭鏡や気管支ファイバーの準備（使えなければ意味がない）
- 輪状甲状靱帯穿刺の準備：輪状甲状靱帯のマーキング，キットの準備
- 麻酔科医へのあらかじめの連絡：「先生，挿管できなかったら助けてください！」

準備しすぎて困ることはない。

■急変前のサイン

急変前に示すサインに敏感になること！

ERの患者の「騒ぐ，暴れる（不穏状態）」「あくび」は脳に酸素が不足している証拠である。
騒いでいた患者が静かになったら，いよいよ心停止が近い悪化の徴候と考えること。
「便意を催す」「便失禁」は心停止が差し迫った危険な徴候。直ちに蘇生の準備を！

人は脳に酸素が足りなくなると見当識障害が出現し，攻撃的となる。この段階で対応しないと状況はさらに悪化し，昏睡状態に陥る。これは心停止が近い危険な状態であるが，それまで暴れる患者を押さえ付けて苦労して診療してきたスタッフにとっては，患者がよくなっているかのような印象を受けるので誤診につながりやすい。

このような失敗をしないために，**ERで騒ぐ・暴れるなど不穏状態の患者をみたら，「脳に酸素が足りていない可能性」を考えなければならない。**
脳に酸素が足りなくなる機序として，低酸素血症（窒息や呼吸不全を見逃していないか？）と脳血流低下で暴れている（ショックの初期症状を見逃していないか？）場合は十分に検索が必要である。
暴れていた患者が静かになったら，いよいよ心停止が近い悪化のサインである。

もう1つ，末梢冷感などで**ショックと考えていた患者が便意を催したら，いよいよ心停止が近い危険な徴候である**ことも知っておく必要がある。
ショックでは交感神経が亢進しているので，頻脈・冷汗・末梢冷感などが認められる。ショックが進行するとこれに拮抗しようと副交感神経系も賦活して，腹痛・嘔吐・便意を催す（生命の危機に瀕すると

交感神経も副交感神経も亢進する）という機序が推察される。

　ERへの搬送途中に「便失禁」を伴う場合（意識消失と便失禁など）も，**重篤な疾患が隠れている**と考えるべきである（もちろん，明らかに腸炎と判断できる場合を除いて）。

2 診察、急変対応

ミニパール 9

気管挿管時に鎮静薬，鎮痛薬，筋弛緩薬を使用する場合は，必ず拮抗薬の存在を知っておくこと！
気管挿管に失敗し，呼吸抑制や循環抑制をきたした際に必要となる。
ミダゾラム（ドルミカム®）⇔フルマゼニル（アネキセート®），ロクロニウム臭化物（エスラックス®）⇔スガマデクスナトリウム（ブリディオン®），フェンタニル⇔ナロキソン

ミニパール 10

気管挿管や気管切開管理の患者の呼吸状態悪化では "DOPE" をチェックすること！
D：displacement「チューブの位置は正しいか？」
O：obstruction「チューブは閉塞していないか？」
P：pneumothorax「気胸を起こしていないか？」
E：equipment failure「人工呼吸器に不具合はないか？」

ミニパール 11

病歴聴取では「いまどうか？」ではなく，「どのように発症したか？」を聞くことが重要！
急性発症は，重篤な疾患の可能性が高い（血管・腸管が詰まった，破れた，捻れた）。診察時に症状が消失していても安心するな！

■ER での急変パターン

> **パール 13**
> ER における急変パターンを認識しておくこと！
> 急変対応の極意は「起こりうる最悪の事態を想定しておく」ことである。"備えあれば憂いなし"。

　軍事・災害対応の分野では「後悔して修正するより予防して準備せよ」という格言がある。どのような任務に伴う難題もそれが起こる前に予測しておけば、それに対処する方法を事前に計画して備えることができる。

　これは、忙しい ER の現場にも当てはまる。ER でその場しのぎの対応しかできず、患者の予期せぬ急変で混乱し、「まさか、こんなことが目の前の患者に起こるなんて……」と言うことは無計画の言い訳と自戒しなければならない（「無計画は失敗を計画するのと同じ」という格言もある）。

　チームダイナミクスの要であるリーダーは、診療システムの面でも医療の面でも ER における急変パターンを認識し、**「起こりうる最悪の事態を想定しておく」訓練**が求められる。

　下記に、ER で頻発する急変パターンとその対応を列挙する。
① 意識清明な急性心筋梗塞（AMI）➡ 突然の心室細動（VF）➡ 手の届くところに除細動器の準備を
② 意識清明な AMI ➡ 突然の徐脈＋ショック ➡ 経皮ペーシングの準備を
③ 下壁梗塞にニトログリセリン投与 ➡ 突然の血圧低下 ➡ 潜在的な右室梗塞合併の可能性あり。輸液負荷の心構えを
④ 意識清明なくも膜下出血（SAH）➡ 再破裂による VF ➡ 手の届くところに除細動器の準備を
⑤ 意識清明な SAH ➡ 再破裂時の嘔吐＋窒息 ➡ 気道確保、鎮静・鎮痛・筋弛緩薬の準備を

⑥薬剤投与 ➡ アナフィラキシーによる窒息・ショック ➡ アドレナリン筋注の心構えを
⑦口腔内の出血（吐血・喀血・鼻出血のたれこみなど）➡ 窒息 ➡ 気道確保の準備を
⑧吐血 ➡ ショック ➡ 通常は頻脈になる。徐脈になってきたら，交感神経緊張に拮抗して副交感神経が緊張し交感神経を追い越してしまった状態で心停止が近い！ アトロピン投与と輸血・心肺蘇生の準備を
⑨A型急性大動脈解離で突然のショック ➡ 心タンポナーデ
⑩ベッド移動の軽い衝撃 ➡ 急変 ➡ 衝撃が最小限になるよう最大限の配慮を！（SAH→再破裂，AMI→VF，骨盤骨折→大量出血などを防ぐこと）

> **ミニパール 12**
> 四肢や体幹にリベド（網状皮斑）*が出現している患者は，末梢循環不全をきたしている危険性が高い！
> 原因は何であれ，重症と判断し，早期に評価を開始すること。
> *赤紫色の淡い網目状の皮疹。

■移動中の急変

> **パール 14**
>
> **ERからの患者の移動前には，必ず急変のリスクを評価せよ！**
>
> 「移動中」「検査中」が院内急変のリスクが最も高い場面と心得ること。
> 出発前に酸素，モニター，輸液路，チューブ類を確認すること。
> 移動中は定期的に患者に話しかけて，意識を確認すること。
> 重症患者ではモニターに頼らず，動脈を触知しておくこと（拍動が弱くなったら大声で報告）。
> 急性冠症候群（ACS）の患者では除細動器を帯同すること。

ERからの患者の移動（搬送）を"雑用"と考えていないだろうか？ 患者の移動中は，院内急変のリスクが最も高い場面である（☛ パール10「失敗は継ぎ目で起こる」と同じ原理である）。

ERの初療室では常に医師や看護師が状態を監視しているが，ICUや手術室，検査室への移動中やCT撮影中は医療者の注意が緩みやすい。たとえばICUへの移動中を例にとると，ERのスタッフには「自分たちの仕事は終えた」という思いが，ICUのスタッフには「ICUに入室してからが自分たちの仕事」という思いがある可能性がある。「患者を○○に引き継いだら，自分たちの仕事はおしまい」という思いは，移動前の準備や移動中のリスクの評価を怠るリスクにつながりやすい。

患者の移動前には下記の5項目を確認すること。
❶**酸素ボンベ**：残量は十分か？
❷**モニター**：バッテリーの充電は十分か？ 画面が常に見える位置にあるか？
❸**輸液と輸液路**：残量は十分か？ 輸液路外れや捻れはないか？（ベッド移動時に輸液路が患者の下に入り込んだり，外れたりしやすい。回路の外れは大出血につながる危険あり）

❹**輸液ポンプ**（シリンジポンプや輸液ポンプ）：バッテリーは十分か？外れや捻れはないか？（ポンプの作動不良による薬剤の過剰投与や過少投与は急変につながる）

❺**チューブ類**（気管チューブ・ドレーン類）：位置異常はないか？（移動時に位置異常をきたす危険が高い）

そして，移動中の患者の急変のリスクを評価し備えること［☞ パール13］。

患者が会話可能な状態であれば，移動中は定期的に患者に話しかけて，意識を確認すること。モニターの数値に頼らず，動脈を触知しておくこと（拍動が弱くなったら大声で報告）。ACS の患者では心室細動発生に備えて除細動器を帯同すること。

ミニパール 13

高齢者の座位での失神に注意。直ちに仰臥位にせよ！
座位での入浴，下肢を温める，食事，自律神経機能が低下している場合，これらの状況で下肢や腸管に血流が多くなると相対的に脳血流が低下し，失神をきたす（反射性失神の一種）。多くは仰臥位にすることで回復するが，座位のまま放置すると心停止まで進行する危険あり。特に要介護高齢者はハイリスクである（高齢者施設での心肺停止は食事時間帯に多い）。

■ SpO₂ 100％と過換気症候群の判断

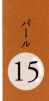

パール 15

SpO₂ 100％はよい情報とは限らない！
成人・高齢者の室内気での SpO₂ 100％は，呼吸数増加と理解すること。
突然の呼吸数増加は，緊急事態が隠れている可能性あり。過換気症候群と安易に判断するな！

　ERではSpO₂ 100％を「呼吸状態は問題ない」というよい情報と解釈してはならない。正常の呼吸機能の成人でも，室内気でのSpO₂は高くても98％程度である。これより高い値を示している場合は，**呼吸数が増加していると解釈しなければならない**。

　同様に，過換気症候群と診断することにも危険が伴う。
　過換気症候群は，不安や精神的な衝撃が誘因となって呼吸が促進されてしまう病態で，精神的な感受性の強い若年者（遅くとも30歳くらいまで）に発症するのが典型的である。40歳以降で過換気症候群を呈する場合もあるが，多くの場合は若い時から過換気症候群を経験しているはずである。**40歳以上の患者で「初発の過換気症候群」を疑った場合は，呼吸数が増加している病態**と解釈を改める必要がある。

　呼吸数は急変を予測するのに最も優れたバイタルサインと考えられている。血圧，心拍数，体温も重要であるが，加齢や基礎疾患，内服薬剤の影響を受けやすい。それに対して呼吸数は，高齢者でも急変時に変化を示すバイタルサインである。**呼吸数正常からの突然の急変はありえない**と断言する救急医もいる。

　室内気でSpO₂ 100％，40歳以降で初発の過換気症候群疑いに出合った場合は，「なぜ呼吸数が増加しているのか？」を考える必要がある。急性心筋梗塞，大動脈瘤破裂，急性大動脈解離，消化管穿孔などが発症した際に，痛みを訴えることができず呼吸数増加のみが唯一の徴候

である場合もあるし，代謝性アシドーシス〔特に糖尿病性ケトアシドーシス（DKA：diabetic ketoacidosis）やアルコール性ケトアシドーシス（AKA：alcoholic ketoacidosis）〕の呼吸性代償の場合もある。敗血症の初期症状としても呼吸数増加は重要な所見である。上気道閉塞の場合は，呼吸苦の割にSpO₂低下は軽度で呼吸数だけが増加する。例を挙げるときりがないが，それほど**呼吸数増加は危険を示唆する徴候**なのだ。

SpO₂ 100％と過換気症候群疑いに要注意。背後に緊急事態の影あり！

ミニパール 14
入院患者の突然の急変では，敗血症と肺塞栓症の可能性を考慮すること！
「敗血症」は院外発症よりも院内発症のほうが，死亡率が高い。
入院患者の「肺塞栓症」は医事紛争のリスクが高い。

ミニパール 15
酸素投与はよいことばかりではない！
過剰な酸素投与は，心筋梗塞，敗血症，心肺停止蘇生後など種々の病態で予後不良因子となっている。

■ SpO₂ の評価

> **パール 16**
>
> 呼吸困難の訴えに対して,パルスオキシメータの数値（SpO₂）がよいからと原因を不安によるものと決めつけないこと。
> 上気道閉塞では末期まで SpO₂ の数値は保たれ,突然呼吸停止の危険あり！
> 酸素投与下での SpO₂ 100% に安心するな！
> SpO₂ と呼吸数はセットで評価すること！

呼吸困難の症例に対して SpO₂ の数値がよいと（たとえば 95% 以上の数値），重篤な原因がない（不安によるもの）と早合点してしまう危険がある。しかし，SpO₂ の数値だけで呼吸困難の緊急性・重症度を判断してはいけない。

パルスオキシメータは大変便利なツールであるが，下記のような SpO₂ 評価の注意点を知っておく必要がある。

❶ SpO₂ ≧ 90% の場合には, PaO₂ は急速に低下しても SpO₂ は緩徐にしか低下しない

SpO₂ は 90% 未満となってから急速に低下する特徴がある（だからこそ SpO₂ ≧ 90% に呼吸不全の徴候を発見することが重要である）。このため，呼吸困難の原因検索をしないで安易に酸素投与すると呼吸状態の悪化を見誤る。

❷ SpO₂ は呼吸数とセットで評価することで価値がある

たとえば患者の呼吸数が 28 回/分で SpO₂ 95% なら,「普通,呼吸数が 28 回/分もあれば SpO₂ は 99% か 100% であるはずだ。SpO₂ が 95% というのは低くないか？ この状態が持続したら,短時間でさらに SpO₂ が低下する危険があるのではないか？」と考える必要がある。「この呼吸数でこの SpO₂ は低くないか？」というセンスから肺塞栓症の診断に至ることも多い（酸素投与の有害性については ☞ ミニパール 15）。

❸酸素投与下での SpO₂ 100%に安心するな

　酸素投与下で動脈血液の酸素分圧(PaO_2)が 100 Torr 以上の場合は，急速に PaO_2 が低下しても，SpO_2 はしばらく 100%のままで呼吸状態の悪化の発見が遅れる危険がある。SpO_2 100%に安心するのではなく，呼吸数・呼吸状態の変化を観察することが重要である。

　SpO_2 の数値がよい（それほど低くない）のに呼吸困難感が強い場合には，上気道閉塞と肺塞栓症の検索が必要である。

　喀痰，異物誤飲，外部からの圧迫（悪性腫瘍や血腫），気管内の肉芽（長期挿管既往者）などで上気道閉塞が生じても，末期まで SpO_2 は保たれ，突然呼吸停止の危険がある（酸素投与時は見かけ上 SpO_2 が 100%に近づくので特に要注意）。教科書的に有名な stridor（吸気性喘鳴）は 80%以上の狭窄がないと出現しない。肺塞栓症の症状は非常に多様である。前述のように「この呼吸数でこの SpO_2 は低くないか？」と疑うセンスから診断に至ることも多い。

　また，**SpO_2 低下が緩やかで背後で CO_2 貯留が進行しているⅡ型呼吸不全***をきたす下記の病態にも留意する必要がある。
①慢性閉塞性肺疾患の急性増悪
②窒息（上気道閉塞）
③神経・筋疾患：脊髄損傷，ALS（筋萎縮性側索硬化症），ギラン・バレー症候群，重症筋無力症など
④肥満による低換気

---

*Ⅱ型呼吸不全（室内気で $PaO_2 \leq 60$ Torr，$PaCO_2 > 45$ Torr）では A-aDO_2 を計算する。A-aDO_2 が正常であれば，神経・筋疾患，呼吸中枢の異常，胸郭変形などを考慮すること。
A-a$DO_2 = (713 \times FiO_2 - 1.25 \times PaCO_2) - PaO_2$。正常：年齢/4＋4（10〜15 程度）。
Ⅰ型呼吸不全（室内気で $PaO_2 \leq 60$ Torr，$PaCO_2 \leq 45$ Torr）では A-aDO_2 は開大する。

■鎮痛をためらうな

パール 17

「痛み」は第5のバイタルサインである。異常があるなら必ず治せ！
痛みを訴える患者への鎮痛をためらわないこと！
そして，鎮痛薬によって痛みが改善したという理由で，重篤な疾患を安易に否定しないこと。

　ERでは，鎮痛を必要とする病態（激しい頭痛，急性大動脈解離，外傷，急性腹症，急性腰痛症など）に遭遇する機会が多い。しかし「鎮痛によって所見が隠される」「鎮痛薬による循環や呼吸への悪影響」などが過度に心配されて，適切に鎮痛が行われていないのが現状である。

　まず，**疼痛は生体に悪影響を及ぼす**ことを理解する必要がある。
　疼痛はカテコールアミンの放出を促進し，細血管を収縮させ，臓器血流低下をきたす。外傷で出血性ショックがある場合，**疼痛が加わることで臓器虚血が悪化**してしまうのだ。

　鎮痛によって診断が困難になるという不安に対しても，むしろ鎮痛を行うことによって，正確な身体診察が可能となることや安全に処置が実施できることを支持する報告は多い。
　安全な医療を遂行するために鎮痛を躊躇してはならないのだ。

　しかし，同時に鎮痛の注意点も知っておく必要がある。
❶専門医とのコミュニケーション
　急性腹症において，診断確定前の鎮痛薬使用に対して否定的な見解をもつ専門医も多いのが現状である。最善の医療提供という視点では，「患者の苦痛除去」と「専門医との円滑なコミュニケーション」のバランスを意識することが重要である。自分が勤務する施設の専門医の鎮痛に対するスタンスを知っておくこと。「疼痛が激しいので，

鎮痛薬を使用してもよいか」と使用前に専門医に了承を得るなど，コミュニケーションにも配慮すること。

❷鎮痛への反応と重症度は無関係

鎮痛処置への反応が良好な場合に「何となく痛みも改善したし，帰宅を」という油断が発生しやすい。くも膜下出血，急性大動脈解離，消化管穿孔など重篤な疾患であっても，鎮痛への反応は良好である。鎮痛への反応が良好であるからという理由で重篤な疾患を除外してはならないことを知っておく必要がある。

鎮痛をためらうな！ 反応で油断するな！

ミニパール 16

造影剤腎症の恐怖に惑わされるな！

造影剤腎症は直接の因果関係が証明された病態ではない。十分な輸液をして予防を！ 造影CTでなければ診断できない病態（血管病変，腸管虚血，出血の活動性評価）の可能性が残っているなら，躊躇すべきではない。

■鎮静のリスク

パール 18

ERでは，見た目の血圧が保たれていても，**鎮静によって急激に血圧が低下するリスクがあることを認識する！**
どのような薬剤を選択した場合でもリスクはある。
血圧低下に対する備えを忘れるな。

ERでは，治療に際して鎮静・鎮痛が必要となる場合も多い（気管挿管，人工呼吸管理，脱臼整復，同期電気ショックなど）。

必要な鎮静をためらってはならないが，ERではバイタルサインが正常に見えても，鎮静によって急激に悪化するリスクが存在することを知っておく必要がある。

たとえば，急性心不全症候群や外傷で激しい痛みがある場合は，内因性カテコールアミンの分泌が亢進し，見かけ上の収縮期血圧は保たれている（場合によっては高値になっている）ことも多い。このような場合に鎮静のための薬剤を使用すると，急激に血圧低下をきたす場合がある。血圧と循環血液量は以下で示される。

血圧（平均動脈圧）＝循環血液量×末梢血管抵抗
循環血液量＝心拍出量×心拍数

いかなる種類の鎮静薬を使用した場合も，内因性カテコールアミン分泌が低下することで末梢血管抵抗の低下と（薬剤によっては）心拍数低下をきたすため，血圧は急激に低下する。病態の背後に循環血液量減少が潜んでいる場合は，特にリスクが高い。

対策として，**どんなに血圧が保たれていても鎮静によって急激に低下するリスクを念頭に置く**ことが求められる。

具体的には事前の輸液のボーラス投与の検討，血管収縮薬の準備を怠ってはならない。

ERでは決断を躊躇してはならない。しかし，決断したら「起こり

うる最悪の事態」に備えることも重要である。

2 診察、急変対応

ミニパール 17

出血性ショックのバイタルサインの経過に注意すること！
- 消化管出血や外傷ではバイタルサインが正常だからといって安心してはいけない
- 収縮期血圧正常から急速に血圧低下をきたす場合がある。いつでも徐々に（120 mmHg ➡ 100 mmHg ➡ 80 mmHg という具合に）血圧が下がっていくわけではない
- 出血性ショックを早期に認識するためには頻拍，脈圧低下，体位変化による血圧低下 or 心拍数上昇に敏感になること（ただし，高齢者や心拍数を低下させる薬剤を内服している患者では，出血でも頻拍にならないことにも注意が必要）

ミニパール 18

人は酸素が不足すると暴れ，二酸化炭素が蓄積すると静かになる！

SpO_2 < 90% で呼吸不全を疑った場合は，呼吸数と，興奮か傾眠かを判断すること。

「呼吸数増加+興奮」であればⅠ型呼吸不全の可能性が高く，「呼吸数正常〜低下+傾眠」であればⅡ型呼吸不全の可能性が高い。

3.
内科全般，症状

■ ERでの降圧

パール 19

ERで降圧が緊急で必要な病態は限られている！
血圧の数値だけで安易に降圧を開始しないこと。
急激な降圧による臓器血流低下のリスクも考慮すること。

　バイタルサインの正常化が強調されるあまり，ERで高血圧を発見すると急いで血圧を正常な値に近づけるべく薬剤を投与したくなる衝動に駆られる。

　しかし，その衝動は多くの場合は患者にとって有益ではない。降圧治療で大切なのは，そのスピードである。本当に緊急（数時間以内に）で薬剤の経静脈的投与によって降圧を開始しなければならないのか，経口降圧薬の処方や後日の外来受診が適切であるのかを冷静に判断しなければならない。

　ERで降圧治療が緊急で求められる病態は限られていることを認識しておく必要がある。
① **脳**：くも膜下出血，脳出血，tPA適応脳梗塞（血圧 180/110 mmHg以上），高血圧性脳症（PRES：posterior reversible encephalopathy syndrome や RCVS：reversible cerebral vasoconstriction syndrome も含む）
② **心臓**：急性心不全症候群，急性心筋梗塞
③ **大動脈**：急性大動脈解離，大動脈瘤の切迫破裂
④ **妊娠高血圧症候群**

　急速な降圧治療は臓器血流低下のリスクも存在することを理解しなければならない。

　前述の病態の中でも（大動脈疾患と急性心不全症候群を除く）ほとんどは数時間で前値の80％程度，平均血圧が25％を超えない範囲の降圧が推奨されており，それ以上の緊急降圧の有効性を示すエビデンスは示されていない（治療に際してはその都度ガイドラインを参照す

るべきである）。**大動脈疾患と急性心不全症候群以外は降圧を急ぎすぎない**と覚えておくべきである。

　では，緊急で降圧が必要ない場合は，何もしなくてよいのか？決してそうではない。血圧＞ 160/110 mmHg の場合は普段の血圧も高値であることが多く，不安や痛みなど一過性の要因で血圧が上昇しているだけと決めつけてはならない。数日以内に内科への受診を勧める必要がある。収縮期血圧≧220 mmHg，拡張期血圧≧130 mmHg に該当する場合は，次の外来受診まで長時間作用型の経口降圧薬の処方を考慮してもよい。

ERでの緊急降圧を数値だけで判断しないこと。

ミニパール 19

「意識障害＋体温上昇＋頻脈」の鑑別診断に強くなること！
- 熱中症
- 甲状腺クリーゼ
- 悪性症候群
- セロトニン症候群
- 薬物中毒（アンフェタミンなど交感神経を刺激する薬剤）
- 敗血症

ミニパール 20

意識障害の原因が頭蓋内にあるとは限らない！
収縮期血圧低値（120 mmHg 以下）では，頭蓋内疾患以外の原因検索を進めること。血圧低値の原因検索を怠るな！

■ 乳酸値を手がかりに

パール 20 乳酸値が高値なら，1〜2時間後に再検査してクリアランスを確認すること！
乳酸値高値は様々な病態で予後不良因子となっている。

　乳酸値は1960年代からショック患者の予後不良因子として注目されていた。最近は乳酸値が容易に測定できるようになり，救急の現場でも積極的に活用すべき検査値である。敗血症の治療の指標として有名であるが，ほかの種々の内因性の病態で乳酸値が予後因子となりうることが示されている。静脈血でも代用可能（動脈血より0.2 mmol/L程度高値）である。

　乳酸値が上昇する原因は，下記のように多様である。
- 嫌気性代謝の亢進
- 好気性条件下での解糖系の亢進
- ミトコンドリア機能異常
- PDH（ピルビン酸脱水素酵素）機能不全
- 薬物（メトホルミン，プロポフォール，$β_2$刺激吸入薬，リネゾリド，アドレナリン，アルコール）
- クリアランスの低下（肝機能障害）

　てんかん発作やアルコール多飲など，重篤な疾患ではない場合にも上昇しうるが，救急外来では乳酸値が上昇（動脈血で3 mmol/L=27 mg/dL以上）していれば安易にこれらに原因を求めるのではなく，組織虚血などの重篤な病態を考慮して慎重な経過観察と原因究明が必要と考えるべきである。

　乳酸値のクリアランスは非常に早い。**1〜2時間ごとに乳酸値を測定し，上昇している場合は重篤な病態（組織の虚血など）を見逃していたり，治療がうまくいってない可能性を示唆している**と考えるべき

である。

　乳酸値高値，クリアランス不良を手がかりに危機を回避できた自験例として，以下のような病態がある。
- 腹痛（単純CTで異常なし）➡ 腹部内臓動脈病変〔上腸間膜動脈閉塞症（SMAO：superior mesenteric artery occlusion），動脈瘤，非閉塞性腸間膜虚血（NOMI：nonocclusive mesenteric ischemia）〕による腸管虚血
- 壊死性軟部組織感染症（白血球やCRPなどの炎症反応が異常を呈する前に病状が進行）
- インフルエンザと思われていた敗血症

参考文献
1) Kruse O, et al. Scand J Trauma Resusc Emerg Med 19：74, 2011.

ミニパール 21

意識障害症例では血液ガス分析（静脈血でよい）を活用すること！ 短時間で多くの情報を入手できる。
- 血糖値をチェック（低血糖，高血糖昏睡はないか？）
- CO_2 をチェック（CO_2 ナルコーシスではないか？）
- アシドーシス（と乳酸値）をチェック（代謝性アシドーシスはないか？）
- 電解質（ナトリウム，カルシウム）をチェック
- CO-Hbをチェック（一酸化炭素中毒ではないか？）

■神経脱落症状で見逃しがちな疾患

> パール 21
>
> 神経脱落症状（しびれや麻痺）が出現し，短時間で完全に改善した場合に一過性脳虚血発作を考慮することは正しい。しかし，①短時間で症状が動揺性の場合，②特に両側性の場合は，必ず急性大動脈解離や脊髄硬膜外血腫による圧迫を考慮すること！

ERでは，一過性の神経脱落症状を一過性脳虚血発作（TIA）と診断してしまうことが多い。確かに，症状が片側性で短時間（60分以内）に完全に症状が改善する場合は，TIAの可能性が高い。

しかし，**神経脱落症状が動揺性（改善したり増悪したり）の場合や両側性（対麻痺，四肢麻痺）でTIAでは責任病変が説明できない場合には，急性大動脈解離や血腫による脊髄圧迫を考慮する**必要がある。

A型急性大動脈解離の約30％は神経症状を呈し，その半数は一過性である。急性大動脈解離による神経脱落症状は，真腔の血流低下によって分枝動脈の血流低下に起因する症状である。血流に関連する症状なので，症状が動揺性であることが特徴である。

- 頸動脈の血流低下 ➡ 失神，片麻痺
- 脊髄動脈の血流低下 ➡ しびれ，対麻痺

脊髄硬膜外血腫は，動静脈奇形の破裂や抗凝固薬内服患者の外傷で起こりうる。典型的には頸髄レベルであれば四肢麻痺，胸髄レベルであれば対麻痺を呈するが，**血腫の局在によっては片側性の神経症状を呈する**こともあり，神経脱落症状の程度も動揺性である。

一過性の神経脱落症状を安易にTIAと決めつけないこと。

参考文献
1) Gaul C, et al. Stroke 38：292-297, 2007.

■ 失神か？ 非失神か？ 一過性意識障害の鑑別

パール 22

一過性意識障害（意識障害が改善傾向）では，失神か非失神の病態かを鑑別すること！
両者では検索すべき疾患が全く異なる。救急隊到着時に意識が健常時のレベルまで回復していれば失神の可能性が高く，そうでなければ（何となくぼんやりしていれば）非失神の病態の可能性が高い。
失神では肺塞栓症と急性大動脈解離を，非失神ではくも膜下出血を絶対に見逃さないこと！

　意識消失で救急車が呼ばれ，救急隊到着時には改善傾向という「一過性意識障害」では，失神か非失神の病態なのかを判断することが重要である。

　失神は脳全体への血流障害（脳血流の35％以上の低下もしくは5～10秒の血流途絶）で生じる病態で，短時間で完全に（健常時のレベルまで）回復することが定義である。

　目撃者の前で突然意識を失えば，多くの場合は救急車が呼ばれ，日本ではたいてい，要請から10分以内に現場に救急隊が到着する。救急隊到着時に意識が健常時のレベルまで回復しているかが大きなポイントとなる。回復していれば失神の可能性が高く，そうでなければ非失神の病態の可能性が高くなる（病院到着時にも意識が完全に回復していない場合は，失神の可能性は低い）。

　失神と判断した場合には，下記の可能性を検討しなければならない。
- 心血管性（不整脈，心筋梗塞による不整脈，急性大動脈解離，肺塞栓症）
- 急性出血（消化管出血や異所性妊娠破裂）による起立性低血圧
- 反射性失神（自律神経の調節機能不全）

　特に急性大動脈解離と肺塞栓症は見逃されやすいので要注意である。

非失神性の病態と判断したのであれば，原因検索は意識障害の場合に準じる。てんかん発作が高頻度の原因であるが，**くも膜下出血は絶対に見逃したくない**病態である。

認知症などで健常時の意識状態の評価が難しい場合は，失神と非失神の鑑別が難しくなる。
この場合は，両方の可能性を考えて診療していかなければならない。

ミニパール 22

「何となく傾眠傾向」では，以下の病態の可能性を考慮すること！
- 慢性硬膜下血腫
- 電解質異常（高ナトリウム血症，低ナトリウム血症，高カルシウム血症）
- 高アンモニア血症
- 薬剤（睡眠導入薬，抗てんかん薬，抗うつ薬，抗精神病薬）
- CO_2 ナルコーシス
- 低血糖（特にアルコール性，肝硬変患者の低血糖は緩徐に進行するため，血糖値が著しく低下しても昏睡にならないことがある）
- ビタミン B_1 欠乏

ミニパール 23

精神科通院患者の「何となく傾眠」や「活動性低下」では，原疾患や薬剤の影響と決めつけるのではなく，必ず低ナトリウム血症を確認すること！ 水中毒は想像以上に多い！

■起立試験の重要性

パール 23

体調不良時には,体位変化によるバイタルサインの変化をきたしやすい。
仰臥位でのバイタルサイン評価だけで安心しないこと!
下痢・嘔吐,失神,ふらつき,めまい,転倒などの症状でERを受診した場合は,仰臥位と立位(直後〜5分間まで)で血圧と心拍数の変化を確認すること。

ERでのバイタルサイン測定は,多くの場合は仰臥位で実施される。しかし,体調不良時には体位変化によるバイタルサインの変化をきたしやすく,仰臥位でのバイタルサインが正常値だからといって安心してはいけない。

体位によるバイタルサインの変化の機序は,起立性低血圧と反射性失神の2つが考えられる。

❶起立性低血圧

多くの場合は起立直後(1分以内)に血圧低下(収縮期血圧低下≧20 mmHg),心拍数上昇(100/分以上)をきたす。**高度出血(消化管出血や異所性妊娠破裂),高度脱水(急性胃腸炎など)による循環血液量の低下**は見落としてはならない。

血管拡張作用を有する薬剤(降圧薬)の使用も原因となるため,内服歴の確認も重要である。

❷反射性失神

血管迷走神経反射,頸動脈洞失神,状況性失神の総称である。起立後1〜数分で血圧低下や徐脈(心拍数<50/分)とふらつきなどの症状を認める。失神の原因としては最多であり,転倒の原因となっていることも多い。

多忙なERで,受診したすべての患者に仰臥位と立位でバイタルサ

インの変化を確認することは困難である。しかし，**下痢・嘔吐，失神，ふらつき，めまい，転倒などで受診した場合は，体位によるバイタルサインの変化が潜んでいる**危険がある。起立試験を行い，仰臥位，起立直後から1分ごとに5分間までは血圧・心拍数・症状（意識レベルの低下，体の揺らぎ・悪心など）を観察するべきである。

ミニパール 24

頭蓋内疾患（くも膜下出血，脳出血，髄膜炎など）で治療中の患者が急速に意識レベルの低下をきたした場合は，低ナトリウム血症になっていないかを確認すること！

血清ナトリウムが低下傾向であれば，ADH分泌不適合症候群（SIADH）や中枢性塩類消失症候群の可能性あり。両者の鑑別には尿中ナトリウム濃度を測定する。

ミニパール 25

麻痺を呈する患者では必ず高位診断を行うこと！
- 四肢麻痺：頸髄レベル
- 片麻痺：頭
- 対麻痺：胸髄レベル
- 単麻痺：末梢レベル

※例外として下記を覚えておくこと。
- 片側上下肢麻痺，顔面に麻痺なし：頸髄（特に硬膜外血腫や腫瘍など外からの圧迫で起こる）
- 手，上肢の単麻痺：中心前回領域の脳梗塞
- 下肢の単麻痺：前大脳動脈終末領域（頭頂葉）の脳梗塞

精神疾患と判断する前に

パール 24

初発の精神症状では，必ず身体疾患の検索から行うこと！

バイタルサイン，画像，検体検査，病歴が手がかりとなる。ER の診療だけで，安易に精神疾患と決めつけるな！

ER で誰かが「それは精神科でしょ！」という言葉を発したら，誤診のリスクが生まれていると考えなければいけない。身体疾患で精神症状や意識の変化が主な症状となることは多く，これらが十分評価されることなく精神疾患と判断されることは大きなトラブルとなる。

初発の精神症状での ER 受診は身体疾患を考慮しなければならない。急な精神症状を呈する身体疾患をすべて覚えておくことは困難だが，**画像（CT・MRI），髄液検査，バイタルサイン，病歴，検体検査が診断の手がかり**となる。

①**画像（CT・MRI）異常型**：脳梗塞（前頭葉梗塞による性格変化，頭頂葉・側頭葉梗塞による失語，側頭葉海馬領域の梗塞による短期記憶の欠損など），脳炎，慢性硬膜下血腫，脳腫瘍，多発性硬化症
②**髄液検査異常型**：髄膜炎，脳炎
③**バイタルサイン（身体所見）異常型**（特に体温上昇＋頻脈＋発汗に注目）：セロトニン症候群，悪性症候群，急性薬物中毒（特にアンフェタミンや脱法薬物で交感神経機能の亢進をきたす薬物）
④**病歴重要型**：アカシジア（抗精神病薬やメトクロプラミドなど，ドパミン D_2 受容体拮抗作用をもつ薬剤による錐体外路症状による静座不能症状。「そわそわして身の置き所がない」などの訴えを呈する），Wernicke 脳症，薬剤の副作用
⑤**検体検査異常型**：電解質異常（ナトリウム，カルシウム，マグネシウム），低血糖症，感染症，内分泌疾患（甲状腺，副腎）

これらのすべての情報を 1 回の ER 診療で収集するのは不可能であ

る。つまり，1回の診療だけでは身体疾患の可能性を除外できないのだ。緊急性の高い病態が除外できたとしても，継続的に身体疾患と精神疾患の両方の可能性を検索する必要がある。

ERで求められているのは，精神疾患を正しく診断することではなく，緊急性の高い身体疾患を除外することである。
ERで精神疾患と決めつけるな！

ミニパール 26

急性の四肢麻痺で考慮すべき病態は3つである！
①ギラン・バレー症候群
②周期性四肢麻痺（低カリウム血症を伴うことが多い）
③頸髄病変

アルコールと判断する前に

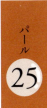

パール 25

その症状をアルコールが原因と判断する時には，医師免許をかける覚悟をすること！
どんな場合でも，バイタルサインの異常（特に意識障害や頻拍）を他疾患の除外なしに「アルコールが原因」と決めつけないこと。

意識障害や頻拍を「急性アルコール中毒」と安易に判断してしまう失敗は，若い医師が必ず通る関門だろうか。急性アルコール中毒と判断された患者の100人に1人は，重篤な病態が隠れているとされる。

目の前の患者の症状をアルコールが原因と判断する時には，医師免許をかける覚悟が必要なことを後輩に伝えていかなければならない。筆者は「週末の午前2時に泥酔患者を平常心で診察できるようになったら一人前の救急医」と教わったが，平常心への道は本当に険しい［☛パール8］。

アルコール患者での失敗を回避するためには，**意識障害では頭蓋内疾患と低血糖を必ず除外すること，頻拍・体温異常は原則として他疾患を検索すること**が大原則となる。

「酔って階段の下で寝ていた」という病歴は，階段から転落したと考えるべきである。成人が階段から転落した場合は無傷ではすまない（小児ではほとんど無傷であり，小児の「階段から転げ落ちた」という病歴で頭部外傷や体幹部外傷があったら虐待を疑わなければならないのと対照的である ☛ ミニパール76）。

「**アルコール＋外傷**」の組み合わせでは，頭蓋内疾患だけでなく他部位の外傷（頸椎・頸髄損傷，体幹部損傷）も見逃されやすいので，積極的な検索が必要である。（検査が多くなることに罪悪感を感じないこと）。

「慢性アルコール多飲＋意識障害」では，常に低血糖とビタミンB_1欠乏を考えなければならない。肝硬変があるなら，肝性昏睡も鑑別に加わる。

　頻拍は敗血症や肺塞栓症，アルコール性ケトアシドーシス，出血性ショック（消化管出血や外傷）など，重篤な病態の除外が必要となる。
　体温異常（低体温，発熱）も，アルコールだけでは説明がつかない可能性が高い。

参考文献
1) Klein LR, et al. Ann Emerg Med 71：279-288, 2018.

ミニパール 27

局所神経所見や筋力低下が明らかではない歩行障害や立位保持不能では，下記の病態を考慮すること！
・小脳虫部（PICA 領域）の梗塞による運動失調
・慢性硬膜下血腫
・電解質異常
・高アンモニア血症
・ビタミンB_1欠乏症
・低血糖

■頭痛の問診

> **パール 26**
> 頭痛では「短時間（10分以内）でピークに達する頭痛か？」「頭痛でERを受診するのは初めてか？」を質問すること！
> どちらかがYesであれば，くも膜下出血を考慮せよ！
> 鎮痛薬で改善したからといって，安心してはならない。

ERを受診する頭痛症例の中でも，くも膜下出血（SAH）は絶対に見逃したくない疾患である。「頭痛後に意識障害」という典型的な発症であれば診断は容易であるが，意識清明で自力受診の症例では，マークしていなければ見逃すリスクがある。

SAH治療の目標は「受診した時の意識レベルで退院させる」ことであり，受診時に意識レベルが良好なほど予後がよい。つまり，**良好な予後が期待できるSAHほど見逃すリスクが高い**ことを認識しなければならない。

意識清明の頭痛患者においてSAHを示唆するキーワードとして，下記を確認する。
- **突発**：過去の研究では，SAHの頭痛では10分以内にピークに達することが多いとされる
- **最悪**：このような頭痛でERを受診することは初めてである

どちらかに該当する場合は，SAHを考慮してCTを実施すべきである（頭部CTでSAHが指摘できない場合は ☞ パール52）。

ほかにも，**①中年（40歳以上）で頭痛での受診，②経過中に意識消失あり，③頸部痛，④労作時の発症**といった病歴は，SAHを示唆するものである。

受診前に自分で鎮痛薬を内服して頭痛が改善してしまうSAHもある。このようなケースは感冒，ウイルス感染症，緊張型頭痛，片頭痛

などとゴミ箱診断されるリスクがある。

頭痛発症から受診までの間隔があいている場合は，発症時の様式を必ず確認すること．

参考文献
1) Perry JJ, et al. JAMA 310（12）：1248-1255, 2013.
2) Perry JJ, et al. BMJ 341：c 5204, 2010.

ミニパール 28

持続するめまい，歩けないめまいに要注意（運動失調の可能性あり）！
- 良性発作性頭位めまい症（BPPV）であれば，頭位を固定して数分以内（多くは1分以内）にめまいが消失するはず
- 中枢性めまいでは神経症状を伴うことが多いが，めまい症状が激しい時に正確な評価は困難である（一過性脳虚血発作で症状消失後の診察では不可能）
- 初発のめまい，持続するめまい，歩けないめまいは慎重に評価すること

ミニパール 29

突然の後頸部痛は重篤な疾患の可能性を示唆すると心得よ！
①突然の後頸部から後頭部の痛みでは「SAH」を，②突然の後頸部正中の痛みでは「頸髄硬膜外血腫」を，③突然の後頸部側方の痛みでは「椎骨脳底動脈解離」を，考慮せよ！

ミニパール 30

頻回の嘔吐（激しい嘔吐）をきたす重篤な原因は部位別に考えること！
- 頭部：小脳，頭蓋内圧亢進
- 胸部：急性心筋梗塞
- 腹部：腸閉塞，精巣捻転，卵巣捻転
- 全身（代謝性アシドーシス）：乳酸，DKA，AKA，尿毒症

少量の吐血で内視鏡後にMallory-Weiss症候群と診断された場合は，「頻回の嘔吐」の原因検索が重要となる．

■危険な便秘

> **パール 27**
>
> **危険な便秘の受診パターンを知っておくこと！**
> 高齢者の「初発の便秘」でのER受診は，必ず背後の重篤な疾患を検索すること。十分な診察・検査（血液，画像）なしの浣腸や下剤処方で終わらせるな！
> 浣腸後・排便後の腹痛増悪，持続する便意は危険なサインと心得ること。

便秘は高齢者において一般的な症状である。そのため，意思疎通が難しい高齢者が苦しがっていると，「便が出なくて苦しい ➡ 便秘」と介護者に解釈され「便秘」でのER受診となることも稀ではない。

便秘でのER受診は，「頻回受診者」か「真の救急疾患」のどちらかである。

真の救急疾患の症状である便秘を見逃さないためには，「初発の便秘」「便秘でのER受診は初めて（あるいは久しぶり）」という場合に，浣腸実施や下剤処方の前に直腸診と血液検査，画像評価を行うべきである。

直腸診で便塊を触れないならば，浣腸の効果は薄い。

便塊を触れるなら浣腸の効果も期待できるが，高齢者では宿便性イレウスから腸管壊死（壊死型虚血性大腸炎）に進展する危険もある。**初めて（あるいは久しぶり）の受診であれば，血液検査（血液ガスを含む）とCT検査を省略してはならない。**乳酸値の上昇（3 mmol/L＝27 mg/dL以上）や代謝性アシドーシスを認める場合は，造影CTでの腸管虚血の評価が必要である［☞ パール56］。

「浣腸後（下剤内服後）に腹痛増悪」は危険なサインと認識しなければならない。腫瘍による閉塞性大腸炎や大腸穿孔が疑われる。腸管内圧が上昇した大腸閉塞は浣腸だけでも敗血症に進展してしまうこと

がある［☛パール 55］。

「排便後に腹痛増悪」も危険なサインである。大腸の問題に加えて，腹部大動脈瘤破裂，急性大動脈解離なども考慮しなければならない。腹部大動脈瘤の切迫破裂では後腹膜への出血が直腸壁を刺激し，持続する便意（**便をしたいのにすっきり出ない**）を訴えることもある。

ミニパール **31**

激しい腹痛で，腹部単純 CT で異常を指摘できない時には，4つの病態を再度考慮すること！
①消化管の穿孔・穿通を見逃していないか？：free air の再チェック
②急性膵炎を見逃していないか？
③血管病変（解離や閉塞）を見逃していないか？
・造影 CT でなければわからない，大動脈（分枝腹腔動脈や上腸間膜動脈）の病変に注意
・「激痛 ➡ 軽快 ➡ 激痛」の経過に注意。軽快したからといって安心しない
・下痢，嘔吐があっても惑わされないこと（「急性胃腸炎にしては痛みが激しすぎる」という感覚を大切にせよ）
④内ヘルニアを見逃していないか？
・CT の読影は難易度が高い。局所的な腸管の拡張はないか？
・「激痛 ➡ 軽快 ➡ 激痛」の経過に注意
・腹膜刺激症状（tapping pain，踵落とし衝撃試験陽性）があれば，画像所見で異常を指摘できなくとも外科医に相談を！

■尿閉の合併症と原因検索

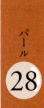

パール 28

ERで尿閉をみたら，尿閉の解除だけでなく，合併症と原因の検索を忘れないこと！

合併症として腎後性腎不全による高カリウム血症，尿路感染症は重篤になりうる。
原因としては薬剤・飲酒が最多，脳脊髄のイベント（発熱＋尿閉でのADEM[*1]やMRS[*2]，悪性腫瘍患者の脊髄・脊椎転移）も忘れないこと。

ERで尿閉患者をみたら，導尿もしくは尿道カテーテル留置によって尿閉の解除を行う。腹部エコーで水腎症や膀胱に500 mL以上の尿貯留が推定され，12時間以内に泌尿器科外来受診ができない場合は尿道カテーテル留置が望ましい。

尿閉期間が長い（24時間以上）場合は，腎後性腎不全とそれによる高カリウム血症，尿路感染の合併の評価が必要である。

高齢者の尿閉では，背後に抗コリン作用のある薬剤の服用がないかを確認すること（総合感冒薬，過活動性膀胱治療薬などの処方機会が増えている）。尿閉は尿路感染症や腎後性腎不全のリスクとなる。

また，尿閉の原因について検討することが重要である。下記のポイントは必ずチェックすること。
- **薬剤**（特に抗コリン作用を有するもの）：総合感冒薬，過活動性膀胱治療薬などの処方機会が増えている
- **直近の飲酒歴**

[*1] ADEM（acute disseminated encephalomyelitis）：急性散在性脳脊髄炎，ウイルス感染後やワクチン接種後に生じるアレルギー性の脳脊髄炎。
[*2] MRS（meningitis retention syndrome）：髄膜炎尿閉症候群。

- **前立腺肥大症は指摘されていないか**：前立腺肥大＋飲酒のパターンは多い
- **泌尿器系の処置，検査歴はないか**：長期尿道カテーテル留置後の抜去後間もない，膀胱鏡検査など
- **脳脊髄のイベント**：悪性腫瘍の既往がある場合は脊椎・脊髄への転移，発熱がある場合は ADEM や MRS を考慮する

ミニパール 32

肝硬変のほかにも高アンモニア血症をきたす原因を知っておくこと！
- 門脈–体循環シャント（portal-systemic shunt）
- 尿毒症や腎障害
- 尿路細菌感染症（ウレアーゼ産生菌による感染）
- 消化管出血や便秘
- バルプロ酸内服
- てんかん重積

ミニパール 33

肝酵素（AST，ALT など）の著明な上昇の原因は肝臓だけとは限らない！
血液検査で高度の肝機能障害が示唆されて，劇症肝炎や重症型急性肝炎の可能性を考慮した時には，必ずショック肝，うっ血肝を鑑別すること。

■「高齢者の不穏」の背後にあるもの

高齢者の「突然の不穏」は背後に急病の影あり，安易に認知症によるものと判断しないこと！
抑制，鎮静の指示で安心するのではなく，必ずショック，心血管疾患（急性大動脈解離，急性心筋梗塞，急性心不全症候群），重症感染症，薬剤有害事象の検索を！

　高齢者が突然不穏状態になり騒ぎ出すと，「認知症の影響でしょう」と安易に判断され，原因の評価が十分になされることなく抑制や鎮静の指示が出されてしまい，その後に急変というアクシデントは多い。すでに認知症が指摘されている高齢者では，さらにリスクは高くなる。

　このようなエラーを回避するためには，認知症の有無にかかわらず①脳細胞へのエネルギー（酸素・ブドウ糖）が足りなくなる場合，②カテコールアミンリリースの場合という2つの機序で暴れるという原則を認識し，高齢者が突然騒ぎ出した（不穏）場合は背後に急病の影があると考えなければならない。

①脳細胞へのエネルギー（酸素，ブドウ糖）低下で暴れる
・脳血流低下（ショックの初期症状）の可能性
・低酸素血症（窒息，呼吸不全の検討）の可能性
・低血糖

②カテコールアミンリリースで暴れる
・重症感染症（呼吸器系，泌尿器系，胆道系，腹腔内，軟部組織，中枢神経）の可能性 ➡ qSOFA［☞ パール67］のチェックを
・心血管疾患（急性大動脈解離，急性心筋梗塞，急性心不全症候群）の可能性

　特に発汗・冷汗，呼吸数増加は，カテコールアミンリリースを示唆する要注意の所見である。

薬剤の有害事象でも不穏をきたす可能性がある（ほぼすべての薬剤にリスクがあるといえる）。2つの重大な原因を除外できたら，薬剤をリストアップし，最近開始された薬剤がないかをチェックすること。

ミニパール 34

緊急に脊椎・脊髄 MRI（胸椎，腰椎レベル）を実施すべき病態を知っておくこと（放射線科に拝み倒してでも）！
- 「発熱＋腰痛」で骨髄炎，椎間板炎，腸腰筋膿瘍の可能性を除外できない時
- 「尿閉＋腰痛」を認める時
- 「急な神経症状や進行する麻痺＋腰痛」で脊髄での硬膜外血腫やくも膜下出血の可能性を除外できない時

ミニパール 35

急速に進行する腎機能障害では，必ず下記を確認すること！
① 腎後性腎不全の可能性：エコーで膀胱の拡張と水腎の有無を確認
② 緊急透析の必要性を確認
- 血清カリウム濃度
- 高度の代謝性アシドーシス
- 溢水

ミニパール 36

乳酸アシドーシス（乳酸値の顕著な上昇を伴うアシドーシス）をきたす病態を覚えておくこと！
- 臓器不全が相当進行したショック
- メトホルミンによる乳酸アシドーシス
- てんかん発作（多くは数時間以内に改善する）
- シアン中毒（火災現場から救出された場合は必ず血液ガスを採取し，CO-Hb で一酸化炭素中毒，乳酸値でシアン中毒の可能性をチェック）
- 腸管壊死
- ビタミン B_1 欠乏

■高齢者の入院判断

パール 30

高齢者の救急受診は重症でも症状が非典型的で，1回の診察では確定診断が難しい！
以下のいずれかに該当する場合は，入院を考慮すること。
①急速なADL低下あり
②短期間で経口摂取できなくなった
③酸素投与が必要

ERでの高齢者の診療はストレスを伴う。症状があいまいで（それでいて重症度が高く），1回の診療では確定診断が難しいために入院担当科の決定に難渋する。このストレスが，「今日のところは，ERから帰宅しても大丈夫でしょう」という安易な判断につながるリスクとなる。

過去の研究においても，高齢者が呈する「今日は呼びかけに反応が悪い（意識変容）」「呼吸が苦しそう」「つらそう，元気がない（不快感・倦怠感）」などの漠然とした症状は，ERから帰宅後1週間以内の予期しない死亡（ERにおける最も深刻な失敗）のハイリスクな主訴となっている。

この失敗は，入院率が高いほど発生率は低いとされている。安全管理の観点では，管理職は**あいまいな症状の高齢者に対する入院閾値を下げるシステムの構築**が求められる。

ERで診療を担当する医療者は，**①高齢者の急速なADL低下，②経口摂取不良，③酸素投与が必要な場合は，入院を考慮する**べきである。

ADL低下を把握するためには，高齢者の漠然とした訴え（元気がない，衰弱，反応が悪いなど）に遭遇した際に，「食事・トイレ・着替え・内服」に注目した情報収集で，**「一番直近の最良のADL」**と**「ど**

れくらいのスピードで何ができなくなって現在に至るのか」をはっきりさせることが重要である。

医療者は，「入院させてください」と言われると「絶対に入院させたくない」という過剰な防御反応を示しがちなことに注意しなければならない。

家族の「入院させてください」の背景が「いつもと違う，何かおかしい」という第六感なのか，介護疲労なのかをはっきりさせること。前者は隠れた重症を拾い上げる重要な医療情報であり，介護疲労であれば，悩みに共感し適切な道筋をつけること（ケースワーカに相談するなど）が求められる。

参考文献
1) Obermeyer Z, et al. BMJ 356：j 239, 2017.

ミニパール 37

低カリウム血症では以下の項目に留意すること！
①心電図で QT 延長をチェック
②生化学検査で CPK をチェック（横紋筋融解症のチェック）
③カリウム排泄亢進（利尿薬，下剤，ステロイドなど）か細胞内シフト（甲状腺機能亢進症，インスリンなど）かを判断。細胞内シフトであればカリウム投与は少なめに
④高度の低カリウム血症ではマグネシウムも一緒に投与すること（血清マグネシウムの値が正常でも）。血中マグネシウムは体内総マグネシウムの 1% 程度である。血清マグネシウム値が正常だからといって，マグネシウム欠乏を否定できない

ミニパール 38

アシドーシスでは血清カリウム値は上昇する！
pH が 0.1 低下するごとに血清カリウム値は 0.6 mEq/L 上昇する。アシドーシス下で低カリウム血症が存在した場合は，高度のカリウム欠乏が存在すると認識すること。

■「高齢者の転倒」は急病のサイン

パール31
高齢者の転倒は急病のサインと心得よ！
外傷の評価だけで終わらせてはいけない。
背後に潜む，①バイタルサインの異常，②経過中の意識消失，③急速な ADL 低下，④薬剤服用歴，を確認し，「なぜ転倒したのか？」を考えること。

多忙な ER では，画像評価などによる外傷の評価で終わらせてしまいたくなるが，高齢者（特に要介護高齢者）の転倒では生じた外傷よりも，転倒した原因に深刻な問題が存在することがほとんどである。

要介護高齢者の転倒は急病のサインと認識しておいたほうがよい。転倒の背後に潜む急病を見つけるためには，以下の 4 項目の確認が必須である。

❶バイタルサイン異常
発熱，体位による血圧変化が転倒の原因となる。

❷経過中の意識消失
受傷機転が明らかでない転倒は，失神の結果としての転倒の可能性がある。失神の評価［☛ パール22］を忘れない。

❸急速な ADL 低下
「ここ数日よく転倒する」は「急速な ADL 低下」と解釈しなければならない。高齢者の急速な ADL 低下は急病のサインと認識すべきである［☛ パール30］。急速な ADL 低下での ER 受診では，重症感染症，心血管疾患（急性冠症候群，急性心不全症候群，急性大動脈解離），慢性硬膜下血腫，貧血（背後に潰瘍出血，悪性腫瘍）だけは見逃したくない。

❹薬剤服用歴
薬剤の有害事象（睡眠導入薬によるふらつき，利尿薬による脱水，抗不整脈薬による徐脈，起立性低血圧など）で転倒すること，抗血小板薬や抗凝固薬の内服で，今後外傷の程度が悪化するリスクなどを検

討しなければならない。

　20年前に師に教わった「**外傷の 理由が急病 命とり**」「**ケガをした理由を見つけて 名医なり**」は，輝きを増し続ける名言である。

ミニパール39　高齢者の「ふらつき」「傾眠」では高カルシウム血症の可能性を考慮すること！
骨粗鬆症治療の普及によって，ビタミンD_3製剤（＋潜在性腎機能障害）による高齢者の高カルシウム血症が増加している。

ミニパール40　痩せた高齢女性の「内股が痛い」では，閉鎖孔ヘルニアを考慮して恥骨スライスまでCT撮影を行うこと！
「大腿骨頸部骨折疑い」と誤診されやすい。

ミニパール41　高齢者の血便では，虚血性腸炎，直腸潰瘍（ADL低下＋便秘の高齢者に多い），乳酸値上昇があれば腸管壊死を考慮すること！

■異所性妊娠破裂を疑え

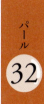

パール 32

妊娠可能年齢女性の腹痛，失神は，ほかの原因が判明するまで異所性妊娠破裂の可能性を考慮し続けること！
問診（月経歴正常，妊娠の可能性なし，妊娠の機会なし）だけで妊娠の可能性を否定するな。

異所性妊娠破裂は，正常バイタルサインから極めて短時間で急速にショックに至る危険がある。救命のためには早期の診断確定が重要だ。

古くから「女性をみたら妊娠を疑うこと」という格言があるとおり，問診で妊娠を除外することは不可能と認識する必要がある。「月経歴正常」「妊娠の可能性なし」「妊娠の機会なし」という3つの問診確認がそろっていても，妊娠が判明することは珍しくない。

妊娠可能年齢女性の腹痛や失神（起立性低血圧）では，ほかの原因が判明するまで異所性妊娠破裂の可能性を考慮しなければならない。腹痛なく発症する症例もあり，**失神や立ちくらみ**などの症状に敏感になり，妊娠検査の閾値を下げる必要がある（異所性妊娠破裂における医事紛争事例のほぼ全例が，妊娠の可能性を念頭に置かず妊娠反応検査を実施していない。妊娠反応陰性という1つの簡易な検査で，致死的疾患が否定できるので躊躇する必要はない）。

「妊娠反応陽性＋腹痛 or 失神」というキーワードがそろえば，異所性妊娠破裂として対応してほぼ間違いない。腹腔内の液体貯留と迅速な産婦人科コンサルトを行うべし。内容は「妊娠反応陽性＋腹痛（or 失神）＋腹腔内液体貯留あり ➡ 異所性妊娠破裂と診断」という短いキーワードでよい。

前述のように短時間で急速にショックに陥る危険があるので，バイ

タルサインが正常であっても輸血の準備も忘れないこと。

「疑う者は救われる」のが異所性妊娠破裂なのである。

ミニパール 42	妊娠中の尿路感染症に要注意！ 妊娠中期以降は子宮による尿管圧迫で解剖学的に尿流障害が生じやすく，尿路感染症や尿管結石発作を発症しやすい。妊婦の尿路感染症は菌血症への移行 ➡ 胎児死亡の危険あり。無症候性細菌尿でも治療すること。
ミニパール 43	妊娠中期以降の妊婦では，交通外傷による軽微な腹部圧迫でも常位胎盤早期剥離の危険あり！ 必ず妊婦診察と胎児心拍モニタリングを依頼すること。
ミニパール 44	妊娠可能年齢女性の初発けいれん発作は子癇の可能性あり！ 腹部エコーで胎児がいないか確認せよ（妊娠反応検査でもよい）。妊娠中期以降でも妊娠を自覚していない場合があり，肥満があるとERで妊娠に気づかない危険がある。
ミニパール 45	不妊治療中の腹痛でのER受診では，異所性妊娠破裂と卵巣過剰刺激症候群（OHSS：ovarian hyperstimulation syndrome）を考慮すること！ 尿中hCG（妊娠反応）と腹部エコーで腫大した卵巣（5 cm以上）の確認を。

■担癌患者のER受診（oncologic emergency）

> **パール 33**
>
> **担癌患者のBSC方針は緊急治療不要を意味するものではない！**
> 呼吸困難での心タンポナーデと上気道閉塞，両下肢の脱力やしびれでの脊髄圧迫症候群は，緊急治療によってQOLが著しく改善する。
> BSCを「ERですべきことなし」と考えないこと。

ステージが進行した担癌患者がERに搬送されると，無意識のうちに「基礎疾患があるから，積極的な治療は控える方針なのではないか」という空気が漂う。そこにカルテでBSC（best supportive care）の記載を発見すると，この流れは一気に加速してしまう。

しかし，救急医は「**BSCが緊急治療不要を意味するものではない**」ことを認識しなければならない。

Oncologic emergencyの中でも，呼吸苦で受診する心タンポナーデや上気道閉塞，両下肢の脱力やしびれで受診する脊髄圧迫症候群は，緊急治療によってQOLが著しく改善することを知っておく必要がある。

❶心タンポナーデ

ERで遭遇することが多い急性大動脈解離，外傷での心タンポナーデは心停止が差し迫ったショック症状で受診するのに対し，悪性腫瘍が原因の場合は呼吸困難，咳嗽など軽微な症状のみである。しかし「酸素投与のみで明日主治医に連絡を……」と安易に考えている間に急変の危険もある（last drop phenomenon）。**エコーで一発診断が可能なので，呼吸困難で受診した担癌患者にはエコーを行うこと。**

❷上気道閉塞

頸部の腫瘍が疑われる場合は必ず考慮しなければならない。頸部腫

瘍による上気道閉塞は呼吸困難感に比べてSpO_2低下が緩徐であることも多い［☞ パール 16］。上気道閉塞による苦痛は想像を絶するものである。一時的に気管挿管による気道確保が必要でも，早期の気管切開によって QOL の向上が期待できる。

❸脊髄圧迫症候群

悪性腫瘍の骨や硬膜への転移，直接浸潤で生じ，「急な両下肢の脱力，しびれ」で受診する。MRI で確定診断となる。早期のステロイド投与＋放射線治療もしくは外科的治療によって臥床生活を回避できる可能性があるため，QOL 維持のためには緊急治療が必要となる。

ほかにも oncologic emergency には，高カルシウム血症，腫瘍崩壊症候群，上大静脈症候群，化学療法中の発熱性好中球減少症など過凝固状態による血栓症（脳梗塞など。Trousseau 症候群）がある。これらは主治医と治療方針を早急に確認しなければならない。

「BSC ＝緊急治療不要」ではない！ 緊急治療で QOL 維持が可能である病態を知っておくこと！

4.
心血管

■急性冠症候群の診断

来院時の心電図とトロポニンが正常でも，それだけで急性冠症候群を除外してはならない！
急性冠症候群を考慮してトロポニンを測定したら，正常範囲（あるいは軽度高値）でも必ず1〜3時間後の値をチェックすること。
12誘導心電図は30〜60分ごとにフォローすること。

放散痛・冷汗・圧迫・悪心を伴う胸部症状や糖尿病患者の不定愁訴・全身倦怠感で，急性冠症候群（ACS）の可能性を考慮した場合は，12誘導心電図とトロポニンの測定が推奨されているが，解釈に精通しておく必要がある。

- 心電図でST上昇が認められればST上昇型心筋梗塞（STEMI）であり，トロポニンの値を待たないで直ちにカテーテル治療に向けて循環器医をコールしなければならない
- 心電図でST低下，T波の陰転化を認める場合は非ST上昇型心筋梗塞（NSTEMI）あるいは不安定狭心症であり，その旨を循環器医に報告する必要がある（症状，リスクファクター，トロポニンの値などから総合的にカテーテル治療のタイミングを専門医が判断する）
- **来院時の心電図とトロポニンが正常であっても，それだけでACSを除外してはならない**

大原則として，12誘導心電図は明らかな所見がない場合は相対的な評価に用いる道具だと認識する必要がある。以前の心電図があれば比較が重要で，**受診後も30〜60分ごとに心電図所見の変化を確認するべきである。**

最近の数多くの研究では，初診時にトロポニンが正常で，1〜3時間後にも上昇を認めなければ，少なくとも緊急で冠動脈形成術が必要と

なるACSの可能性は低いことが示されている。トロポニンや心電図は1回の所見で除外するのではなく，その後の変化を追うことが重要と認識すべきである。

数時間でのトロポニン値の変化をチェックすることは，最初のトロポニンが軽度上昇していることの原因が心筋障害に起因するのか，腎機能障害などほかの要因に起因するのかを判断する際にも有用であることが報告されている。

参考文献
1) Boeddinghaus J, et al. Circulation 135：1597-1611, 2017.

■ 急性冠症候群を疑う症状

> 急性冠症候群を疑うセンスを身に付けること！
> ①臍から上の不快感（胸部周囲の不快感）
> ②放散痛・冷汗（発汗）・圧迫・悪心があればさらに危険
> ③高齢者の突然の不穏
> ④糖尿病患者の低血糖症状？（でも低血糖ではない時）

ERで急性冠症候群（ACS）を考慮した場合の戦い方（評価法）は，多くの研究で確立しつつある。

病歴（History），心電図所見（ECG），年齢（Age），危険因子（Risk factor），トロポニン値（Troponin）で総合的に評価するHEARTスコアは，専門医とほぼ同等にACSの評価を正しくできる。

ACSを考慮したら，定められたレールに乗ればよいというのはありがたいことである。しかしERで働く我々には**「ACSを疑う（考慮する）センス」**が要求される時代になったともいえる。論文で「病歴だけでACSを否定することはできない」というのは簡単であるが，実臨床では「疑わなければ，何も始まらない」のだから。

教科書や論文ではACSを疑う症状として，突然発症の虚血性胸痛（ischemic chest pain）と記されているが，実際には痛みではなく不快感（discomfort）であり，下記のような性質がある。
- 「胸が痛い」というよりも**胸部周囲の「不快感」**である
- 「不快感」は数分かけてピークに達し，耐え忍ぶような印象を受ける（急性大動脈解離は急激に痛みを発症し，ベッド上でのた打ち回るような痛がり方をするのと対照的）
- 不快感は**放散痛（肩・腕・顎・歯），冷汗（発汗），圧迫，悪心**を伴うことが多い

糖尿病患者，高齢者，女性，透析患者ではさらに，この「不快感」

の表現型がわかりにくい(だから,論文ではこれらの患者群は胸痛以外の症状でACSを発症すると記される)。これらの患者群では,**ERを受診するくらいの「不快感」(倦怠感,不穏などの表現型)ではACSを疑うセンスも求められる**。

ACSの危険因子〔糖尿病,脂質異常症,高血圧症,喫煙,肥満(BMI≧30),冠動脈疾患の家族歴・既往〕はERを受診するすべての患者で収集する価値がある。

参考文献
1) Fanaroff AC, et al. JAMA 314:1955-1965, 2015.
2) Body R, et al. Resuscitation 81:281-286, 2010.
3) Poldervaart JM, et al. Ann Intern Med 166:689-697, 2017.

■ 急性冠症候群の心電図所見

パール 36

急性冠症候群を疑った場合は，STEMIと同格の心電図所見をマークすること！
特に注目する誘導は aV$_R$, aV$_L$, V$_1$, V$_2$, V$_3$ である。

症状や病歴から**急性冠症候群（ACS）を考慮した場合は，明らかなST上昇を認めない場合も，ST上昇型心筋梗塞（STEMI）と同格の緊急カテーテル治療が必要な心電図所見を知っておくこと**が迅速な再灌流療法につながる。

下記の超急性期の急性心筋梗塞を示唆する代表的な5つの心電図所見はぜひ知っておくべきである。ポイントとなる誘導は aV$_R$, aV$_L$, V$_1$, V$_2$, V$_3$ である。

① びまん性のST低下 + aV$_R$ でのST上昇 ➡ 左主管部病変の可能性
② V$_1$-V$_3$ のST低下や高いR波 ➡ 後壁梗塞の可能性
③ aV$_L$ のみのST低下やT波陰転化 ➡ 切迫下壁梗塞の可能性
④ 間欠的な虚血を示唆する胸痛でV$_2$, V$_3$ の陰性T波や二相性T波 ➡ 左主管部病変の可能性（Wellens症候群）
⑤ 間欠的な胸痛でV$_1$-V$_3$ のT波増高 ➡ 前壁梗塞の可能性（hyper acute T）

これらの所見を認める場合は，トロポニンの値を待たずに可及的早期に循環器医に相談することが望ましい。
所見を指摘できない場合は ☞ **パール 34** に準じて心電図のフォローアップを行うこと。

参考文献
1) Tewelde SZ, et al. West J Emerg Med 18：601-606, 2017.
2) Hassen GW, et al. Am J Emerg Med 32：785-788, 2014.
3) Ahmed S, et al. Am J Emerg Med 31：439-440, 2013.

■急性心筋梗塞の急変対応

パール 37

急性心筋梗塞では突然の心停止がありうる！
カテーテル治療の方針が立ったからといって油断は禁物。
いつでも心室細動に対応できるように、除細動器を準備しておくこと！
パッドを貼り付けておくことができればベスト。

　ERでは患者の診断が確定し治療方針が明確になると、ホッと緊張感が緩むことがある。しかし、心の緩みは急変対応の遅れを招く。**急性心筋梗塞は、患者が前兆なく急変し心停止に陥るリスクが特に高い疾患**である。ERに循環器医が登場し、カテーテル治療の方向性が決定したからといって安心してはいけない。

　予測していない急変は慌てるが、「この患者で急変するとしたら、このようなパターンだろう」とあらかじめ想定して備えておけば、落ち着いて対応することが可能になる［☞ パール13］。

　急性心筋梗塞での急変パターンは、**①突然、心室細動（VF）をきたして心停止となる、②高度の徐拍でショックに陥る**、の2つに分類することができる。

　VFに備えて手の届くところに除細動器を準備し（カテ室への移動中も携帯すること）、高度の徐拍をきたした際に経皮ペーシングができるように心の準備をしておけば、備えは万全である。
　コストは要するが、急性心筋梗塞では急変に備えてパッドを貼り付けておくことができればベストである。

■急性心筋梗塞のコンサルト

> **パール 38**
> 急性心筋梗塞を考えたら，直ちに心電図を施行すること！
> 心電図で ST 上昇を認めたら，直ちに循環器医をコールすること！
> 決してほかの検査結果が出そろうのを待たないこと。空振りを恐れるな！

① **急性心筋梗塞を考えたら，直ちに心電図を施行すること**：受診 10 分以内
② **ST 上昇を認めたら，直ちに循環器医をコールすること**：自施設で PCI ができないのであれば，即座に転院搬送に動くこと。PCI まで 120 分以上かかるのであれば tPA 投与も考慮する
③ **1 秒でも早く PCI による再灌流を得ること**：受診 90 分以内
　以上の 3 つが ST 上昇型心筋梗塞（STEMI）治療の大原則である。

　急性心筋梗塞は発症から PCI による再灌流までの時間が短いほど予後がよい。受診前から治療のゴールデンタイムの時は刻み始めており，受診後は 1 秒も無駄にできないのだ。

　しかし，経験が少ない医師ほど心電図所見で循環器医をコールすることに躊躇し，「**STEMI です。すぐ来てください！**」のセリフが言えない傾向がある。
　「自分の心電図の判断に自信がない」「検査結果がそろう前のコンサルテーションは失礼ではないか？」「今日の循環器医は恐そう（に見える）」「大騒ぎして，何事もなかったらどうしよう」など躊躇する理由は様々であるが，**STEMI のコンサルテーションは空振りを恐れてはならない。**

STEMIと同格の心電図所見を覚えておくと,さらによい[☛ パール 36]。

参考文献
1) American College of Emergency Physicians Clinical Policies Subcommittee. Ann Emerg Med 70:724-739, 2017.

ミニパール 46

大動脈手術歴や大動脈瘤が指摘されている患者の吐血,下血・血便,喀血では,大動脈と消化管,大動脈と気管(気管支)の瘻孔の可能性を検討すること!
大動脈CT(単純+造影)での評価が必要となる。

■急性大動脈解離の非典型例

> 急性大動脈解離は「遠きにありて思うもの」「忘れた頃に思うもの」！
> 以下の場合は，必ず急性大動脈解離を考慮すること！
> - 離れた部位で同時に症状を呈する場合（症状が動揺性の場合）
> - 原因不明の失神，ショック，心不全増悪
> - 血圧低値の脳梗塞症状

教科書的な症状（突然発症の，激しい，引き裂かれるような胸背部痛）を呈する症例で急性大動脈解離を考慮することは難しくない。しかし，これに該当しない発症の急性大動脈解離が10〜20％は存在する。

非典型例を診断するためには，**急性大動脈解離の症状は，解離による痛みと真腔の血流低下による分枝動脈の血流障害に起因する**と考えるべきである。

大動脈分枝の血流障害による症状は，胸部とは離れた部位で出現し（遠きにありて思うもの），真腔の血流に起因する症状なので血流の程度によって症状が動揺性（改善したり増悪したり）であることが特徴である。
- 頸動脈の血流低下 ➡ 失神，片麻痺
- 腹腔内の動脈の血流低下 ➡ 腹痛
- 脊髄への動脈の血流低下 ➡ 下肢のしびれ，対麻痺

離れた部位で同時に症状を発症し（例：胸痛＋α），症状が動揺性の場合は急性大動脈解離を考慮しなければならない。離れた部位で同時に症状を呈する疾患はそれほど多くないため，複数の部位に症状を訴える患者をみると「精神疾患では？」と誤診されるリスクがある。事実，急性大動脈解離が精神疾患と誤診されることもある。

痛みが前面に出ない発症様式にも留意しなければならない。**痛みがはっきりしない発症パターンの急性大動脈解離では，失神，ショック，急性心不全，脳梗塞という症状が前面に出る**（忘れた頃に思うもの）。これらの病態に遭遇した時に急性大動脈解離を考慮できるセンスが求められる。

参考文献
1) Mussa FF, et al. JAMA 316：754-763, 2016.
2) Pape LA, et al. J Am Coll Cardiol 66：350-358, 2015.

■急性大動脈解離と右室梗塞の合併

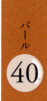

パール 40

右冠動脈が病変と思われる急性下壁梗塞をみたら，①まず急性大動脈解離の可能性を考慮し，②次に右室梗塞の合併を評価すること！
カギとなる心電図所見（ポイントとなる誘導はⅡ>Ⅲ，aV$_L$，V$_{4R}$）を知っておくこと。

ST上昇型心筋梗塞（STEMI）で可及的早期の再灌流療法が重要であるのは当然だが，「人間は急かされると判断ミスをする！」ということも知っておく必要がある［☞ パール7］。

突然発症の胸痛症例で，心電図でⅡ，Ⅲ，aV$_F$誘導でST上昇を呈するために緊急カテーテル治療を行ったところA型急性大動脈解離が判明した，という経験をもつ循環器医は少なくない。

急性大動脈解離に急性心筋梗塞が合併する頻度は7%程度で，解剖学的に大動脈の外周側へ解離が進展することが多いため，左冠動脈よりも右冠動脈近位部に偽腔閉塞をきたす可能性が高い。

このため**右冠動脈が責任病変の急性心筋梗塞をみたら，必ず急性大動脈解離の可能性を考慮する**ことを習慣にしておくべきである。

心電図では，「**Ⅲ誘導のST上昇＞Ⅱ誘導のST上昇＋aV$_L$（or Ⅰ）誘導のST低下**」があれば右冠動脈が責任病変の可能性が高く，さらに「**V$_{4R}$（or V$_1$）誘導でのST上昇**」があれば右室梗塞合併（右冠動脈起始部病変）の可能性が高い。

このような心電図所見では以下の病歴をチェックし，該当する場合は大動脈の画像評価をためらわないこと（急性大動脈解離を疑うべき所見については ☞ パール39）。

- 非常に突然発症の痛み
- 血管に沿った痛み

- 経過中に非常に激しい痛みがあった（急性大動脈解離ではのた打ち回るような激しい痛みを呈することも多いが，心筋梗塞では激しい痛みを訴えることは少なく，耐え忍ぶように苦しがることが多い）

　次に，**右室梗塞を合併した急性心筋梗塞ではニトログリセリンは禁忌**であること知っておくべきである。右室梗塞を合併した下壁梗塞にニトログリセリンを投与して急速に血圧が低下してしまい（投与前の血圧が高値であっても），血管収縮薬を投与しても血圧が改善しない非常に恐ろしい状態となる。右室梗塞によるショックに対する再灌流前の治療は輸液しかない。**ニトログリセリン投与で急速に血圧低下をきたした場合は，十分量の輸液を行うこと。**

参考文献
1) Zimetbaum PJ, et al. N Engl J Med 348：933-940, 2003.

■ 急性大動脈解離と脳梗塞—tPA 禁忌の脳梗塞

パール 41

「血圧低値(収縮期血圧≦120 mmHg)+脳梗塞症状」では,急性大動脈解離を検索すること!
急性大動脈解離に伴う脳梗塞では左片麻痺・右血圧低値が多い。血圧左右差,D-dimer,頸動脈エコー,大動脈 CT(単純+造影)など,施設で検査方法を確立しておくこと。

急性期(発症 4.5 時間以内)脳梗塞への組織プラスミノゲン活性化因子(tPA)投与が予後を改善することが示されている。しかも発症から投与まで短時間であるほど予後がよい。

しかし,ここで「人間は急かされると判断ミスをする!」ことにも留意する必要がある[☞ パール 7]。急性大動脈解離から脳梗塞に進展した症例では tPA 投与は禁忌であるが,投与されて死亡した事例も報告されている。

tPA 投与の適応となる脳梗塞は血圧高値(収縮期血圧≧150 mmHg)であることが多いのに対して,急性大動脈解離で脳梗塞症状を呈する場合は血圧低値(収縮期血圧≦120 mmHg)で,特に右上肢で低値を示す傾向がある。これは,上行大動脈の解離が腕頭動脈〜右総頸動脈へと進展し,左片麻痺と右上肢の血圧低値を示すことが多いためと考えられている。

また,急性大動脈解離では神経所見が動揺性(改善したり増悪したり)という特徴がある[☞ パール 39]。血液検査の特徴として,**tPA 適応脳梗塞では D-dimer が上昇しない**(多くの場合は 1 μg/mL 未満)**のに対して,急性大動脈解離で脳梗塞に進展している場合は D-dimer が高値**(多くの場合は 5 μg/mL 以上)**となる。**

迅速な tPA 投与に向けて,救急外来のスタッフが慌しく動き出すなかで,「急性大動脈解離の可能性はないか」と冷静に検討する人間

が1人でもいることが非常に重要である。**血圧低値，血圧左右差，D-dimer，画像検査（頸動脈エコー，大動脈 CT）から急性大動脈解離を検索するルールを確立**しておくべきである。

参考文献
1) Gumbinger C, et al. BMJ 348：g 3429, 2014.
2) Sakamoto Y, et al. Cerebrovasc Dis 42：110-116, 2016.

ミニパール 47　大動脈手術歴や大動脈瘤が指摘されている患者の発熱や原因不明の炎症反応高値では，術部や大動脈瘤への感染の可能性を検討すること！

■急性大動脈解離の画像評価

パール 42

急性大動脈解離を考慮した場合の画像評価のポイントを知っておくこと！

「臨床的には急性大動脈解離だと思ったのに，CTで所見がはっきりしない」という場合は，①急性血栓閉塞型解離の見逃し，②限局性解離の見逃し，③大動脈分枝の解離の見逃し，④脊髄硬膜外血腫の可能性を必ず検討せよ！

急性大動脈解離の画像評価方法として，ガイドラインでは経食道エコー，CT，MRI が挙げられているが，診断の正確性や緊急時の検査へのアクセスの利便性を考慮すると，日本ではCT が第1選択となる。**「臨床的には急性大動脈解離だと思ったのに，CTで所見がはっきりしない」**という場合は，以下の4つの可能性を検討しなければならない。

❶急性血栓閉塞型解離の見逃し

造影CT は偽腔開存型の評価には必須であるが，偽腔閉塞型の場合に偽腔の血栓閉塞を動脈壁肥厚と誤ることがある。

このような場合は，単純CT で大動脈壁辺縁部が薄く三日月状に高吸収域を呈していることが確認できれば，急性期の偽腔血栓閉塞と診断できる 図1 。

❷限局性解離の見逃し

急性大動脈症候群〔急性大動脈解離，壁内血腫（IMH：intramural hematoma），動脈硬化性潰瘍（PAU：penetrating atherosclerotic ulcer）〕の中でも，大動脈壁内に血腫を認める壁内血腫や，大動脈の動脈硬化性病変が潰瘍化し中膜以下まで達する PAU は急性大動脈解離の前病変と考えられ，解離が限局性であることが多くCT で見逃す危険がある 図2 。

臨床的に急性大動脈解離を考慮してCT を施行したのであれば，自

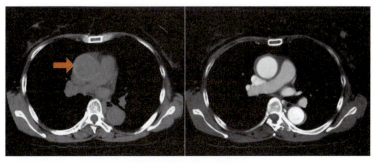

図1　Stanford A型急性大動脈解離（急性血栓閉塞型）

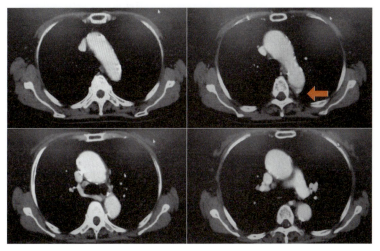

図2　限局性解離

分1人の読影で異常所見がないからといって安易に可能性を否定してはならない。

❸大動脈分枝の解離の見逃し

　腹腔動脈や上腸間膜動脈など大動脈分枝が単独で解離をきたす場合がある（造影CTの施行頻度の増加に伴って報告数が増えている）。強い腹痛・背部痛で急性大動脈解離を疑った場合には，大動脈分枝も

評価する習慣をつけておくこと。

❹脊髄硬膜外血腫の可能性

　急性大動脈解離では背部痛と脊髄虚血による脊髄症状（両下肢のしびれや対麻痺）をきたすことがあるが，**脊髄硬膜外血腫でも背部痛と脊髄症状という同様の症状を呈する**［☛パール21］。背部痛と脊髄症状から急性大動脈解離を疑ったが，CTで症状を説明するような急性大動脈解離の所見を認めない場合は，本疾患を考慮してCTを読影し，脊髄MRIを検討すること。

■急性心不全の原因と増悪因子

> **パール 43**
>
> **急性心不全の増悪因子や原因の検索を忘れない!**
> 頻度が高い3つは,①感染症,②生活習慣の乱れ,③併存疾患の増悪。見逃してはならない3つは,①急性心筋梗塞,②急性大動脈解離,③肺塞栓症である。

急性心不全に対する迅速な初期治療(酸素投与,NPPV,血管拡張薬,利尿薬など。☞パール44)は重要である。しかし,初期治療だけで安心してはいけない。急性心不全は病名ではなく症候群であり,**必ず増悪因子や原因が存在する**ことを理解しなければならない。増悪因子や原因を特定することで,根本的な治療や有効な再発防止が可能となる。

特に,下記の6つを覚えておくべきである。

頻度が高い3つ
①**感染症**:インフルエンザや細菌感染症などに起因する発熱・頻脈による心負荷,感染性心内膜炎や心筋炎,の2種類が考えられる。
②**生活習慣の乱れ**:塩分の過剰摂取や怠薬。
③**併存疾患の増悪**:肝硬変,腎不全,甲状腺機能亢進症,貧血の進行など。

見逃してはならない3つ
①**急性心筋梗塞**:ほかの原因では薬剤による治療が第1選択となるのに対して,迅速なPCIが必要となる。治療方針が大きく異なるので,絶対に見逃せない。
②**急性大動脈解離**:痛みのない急性大動脈解離では心不全での発症も多い。大動脈-肺動脈のシャントが形成されることもある。原因不明の心不全では必ず考慮する。
③**肺塞栓症**:急な右心不全,入院患者の急変では必ず考慮する。

「心不全? 循環器内科に電話して」と応じる,ただの電話番にならないこと!

■急性心不全の病型と治療

パール 44

急性心不全には5つの病型あり。臨床像を理解すること！

血管拡張薬，利尿薬，血管収縮薬（＋強心薬），PCI，輸液という治療の選択肢を使いこなすこと。

少し前の時代まで，「心不全といえば利尿薬投与」といわれてきた。近年になってようやく，急性心不全にもいろいろな病型があり，臨床像によってとるべき治療法の選択肢が異なることが強調されるようになってきた。

臨床像は大きく5つに分類すると理解しやすい（当然，これらが混在することはありうる）。

❶急激発症，血圧高値，肺水腫著明パターン

後負荷（圧負荷）増大がメインの病態。血管拡張薬（ニトログリセリンなど）が著効する。体液過剰はないかあっても軽度，エコーでのEF（左室駆出率）低下はあっても軽度。深夜の受診（発作性夜間呼吸困難）は，このタイプが多い。

❷緩徐に発症，浮腫増悪パターン

前負荷（容量負荷）増大がメインの病態。利尿薬を考慮する。時間をかけて体重増加，胸水貯留，浮腫増悪で受診することが多い。

❸血圧低下パターン

左室機能の低下がメインの病態。必要悪ではあるが，血管収縮薬や強心薬の使用を考慮する。体外式循環補助（PCPS[*1]やIABP[*2]）の使用について早期に循環器医への相談が必要となる。

❹急性心筋梗塞パターン

心電図でST上昇，血液検査でトロポニン上昇など，心筋梗塞によ

[*1] PCPS（percutaneous cardiopulmonary support）：経皮的心肺補助。
[*2] IABP（intra-aortic balloon pumping）：大動脈内バルーンパンピング法。

る急性心不全のパターン。薬剤ではなく一刻も早いPCIが要求される。**治療方針が大きく異なるので絶対に見逃せない。**

❺右心不全パターン

肺気腫など呼吸器疾患がある場合，急性に発症する右室梗塞［☞パール40］，肺塞栓症で発症するタイプ。輸液と原疾患治療が重要。**右室梗塞と肺塞栓症は見逃せない。**心不全でも輸液が必要となる。

循環器医への早期の相談と並行して，**治療の選択肢〔血管拡張薬，利尿薬，血管収縮薬（＋強心薬），PCI，輸液〕を適切に判断する**こと。

■ 不整脈は原因か？ 結果か？

>
> パール 45
>
> **QRS 幅の狭い頻拍（特に心房細動，洞性頻拍）の患者をみたら最初に，頻拍は原因なのか結果なのかを考えること！**
> この検討なしに，安易にレートコントロールに走らないこと。心拍数 150/分が 1 つの目安。

頻拍性不整脈で QRS 幅が狭い（120 ms 未満）場合は上室性不整脈が示唆される。ACLS の頻拍対応アルゴリズムでは，安全な対応（レートコントロール，同期電気ショック，循環器医へのコンサルテーション）が紹介されているが，このアルゴリズムに乗る前に「**この頻拍は原因なのか，結果なのか」を検討する**ことが最重要である。

循環血液量減少（脱水や出血），感染症，低酸素，発熱，心不全の増悪など，多くの原因によって頻拍性不整脈（特に心房細動や洞性頻拍）をきたす。このような場合は，頻拍対応アルゴリズムに準拠するのではなく，原因への対応が最優先である。レートコントロールのための薬剤投与はむしろ有害であると認識しなければならない。

コンサルテーションを受けた循環器医が「不整脈を治すのが自分の依頼された仕事」と考えるのは当然なので，初診医が必ず検討すべきことである。判断の基準として，**心拍数 < 150/分の場合は，不整脈が原因で急速な循環不全をきたすことは稀**（頻拍は他因子の結果である可能性が高い）と覚えておくことが有用である。

心拍数 ≧ 150/分の QRS 幅の狭い頻拍（心房細動や発作性上室性頻拍）であれば，ACLS の頻拍対応アルゴリズムに準じた対応を考慮する。

■ 心房細動の対応 3 ステップ

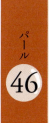

パール 46

ER での頻拍性心房細動（AF）対応は 3 つのステップで判断すること！
① 患者の主訴は AF によるものか？ を検討する
② 主訴が AF によるものであれば，まずはレートコントロールを実施する
③ それでも症状が残存するのであれば，リズムコントロールを考慮する

頻拍性 AF は最も遭遇する頻度が高い不整脈である。症状は無症状から動悸，失神まで多様であり，ER で遭遇する AF も以下の場合で対応が異なる。
・無症状で偶然発見される場合
・要因があって AF で頻拍となっている場合
・主訴が AF に起因する場合

まず，**症状は AF によるものか？** を検討しなければならない。何らかの原因（感染・発熱・脱水・心不全増悪など）によって頻拍性 AF を呈しているのであれば，原因に対するアプローチが求められる。

症状が AF に起因すると判断した場合は，**まず心拍数＜150/分となるようにレートコントロールを実施**（カルシウム拮抗薬が第 1 選択）し，レートコントロール＋抗凝固か，リズムコントロールか，その後の治療方針を決定する。

レートコントロールだけで症状が消失してしまったら，普段から発作性 AF 発作を繰り返している可能性が高いので，レートコントロール＋抗凝固が無難である。

レートコントロールだけでは症状が消失しない場合は，発症 48 時間以内，D-dimer 陰性，左房径 5 cm 未満という**条件がそろえばリズムコントロール**（薬剤もしくは同期電気ショック）を考慮する。

■wide QRS 頻拍の治療

パール 47

QRS 幅が広い頻拍の患者は，診察時に血行動態が安定していても短時間で悪化の危険あり！
同期電気ショックの決断を躊躇しないこと。

「不整脈をみると，すぐに循環器医に電話し，自分はトイレに逃げたくなる」という医師は多い。**不十分な知識で不整脈に対して安易に薬剤を使用すると血行動態を悪化させてしまう危険も高いので**，これには正しい側面もあり，ガイドラインでも「早期の循環器医への相談」が推奨されている。

しかし ER では，どんなに不整脈診療に苦手意識をもっていても，QRS 幅の広い（>120 ms）頻拍（多くは心拍数≧150/分）の場合に同期電気ショックの決断だけは躊躇してはならない。

QRS 幅の広い頻拍を，診察時に血行動態が安定しているからといって「変行伝導を伴う上室性頻拍」と決めつけてはいけない。QRS 幅の広い頻拍の 70～80％が心室性頻拍とされており，心室性頻拍の多くも最初は血行動態が安定している。しかし，極めて短時間（循環器医が到着するまでのわずかの時間）に血行動態が悪化し，心停止に至る危険を有しているのが心室性頻拍の恐ろしさである。

低血圧，急速に進行する意識障害，ショックの徴候，虚血性胸部不快感，急速に進行する心不全症状を呈する場合は，同期電気ショックを躊躇してはならない。 後の原因診断のために可能な限り 12 誘導心電図を行い，可及的早期に同期電気ショックを実施すべきである。
同期電気ショックは，鎮静の必要性などの理由から敬遠されがちであるが，**不整脈に使用するどんな薬剤よりも有害事象が少ない安全な治療である**と認識すること。

■wide QRS 頻拍の原因検索

> **パール 48**
>
> QRS 幅が広い頻拍の患者では,同期電気ショックの決断と並行して原因(心原性,非心原性)の検索も忘れないこと!
>
> 同期電気ショックで改善しない場合は,非心原性の可能性が高い。

不整脈への対応と並行して原因検索(心原性,非心原性)も重要となる。

心原性(急性冠症候群,WPW 症候群による pseudo VT*,心筋症,特発性など)であれば,循環器医によるその後の治療が重要となってくる。急性冠症候群であれば迅速な PCI が必要となってくるし,特発性であれば最初の 12 誘導心電図がその後の治療の重要な手がかりとなる。

非心原性の中でも電解質異常(低カリウム血症,高カリウム血症)と薬物中毒(特に三環系抗うつ薬)は直ちに治療を開始しなければならない。低カリウム血症であれば,カリウムの補正と同時にマグネシウムの補正も行う必要がある(たとえ,血中マグネシウム濃度が正常であったとしても)。高カリウム血症であれば,カルシウム製剤の静注が必要である。三環系抗うつ薬中毒の場合は,重炭酸ナトリウムの投与を行う(血液 pH 7.50 を目標に)。

同期電気ショックが無効の QRS 幅が広い頻拍の場合,非心原性の可能性が高い。下記の項目を検討すること。
- 高カリウム血症によるサインカーブ
- 気胸や大量胸水(胸腔内圧上昇 ➡ 心臓圧迫 ➡ 不整脈の機序)

---

* WPW 症候群(Wolff-Parkinson-White syndrome)で心房に不整脈が起こると pseudo VT(偽性心室頻拍)を引き起こす。

- 中毒（三環系抗うつ薬，交感神経興奮性の薬剤など）
- 変行伝導を伴う洞性頻拍（成人の洞性頻拍で心拍数≧150/分となることは稀だが，交感神経興奮性の薬剤などが原因できたすことがある）
- 同期電気ショックのエネルギー不足（通常，二相性除細動器なら100 J，多形性 VT なら 200 J，単相性除細動器なら 200 J で）

> **ミニパール 48**
> 心拍数 150/分前後の QRS 幅が狭い頻拍では，発作性上室性頻拍（PSVT）と心房粗動の可能性を考えること！

■ 徐脈性ショックの原因検索

パール 49

徐脈＋ショックの原因は心臓（高度房室ブロック，急性心筋梗塞など）だけとは限らない！

循環器医コールの前に，高カリウム血症，低体温症，低酸素血症，薬剤有害事象，脊髄損傷の可能性を検討すること。

　徐脈＋血圧低下（徐脈性ショック）で循環器医をコールすると，驚くほどのスピードで経静脈ペーシング挿入，必要があればPCIと治療が進んでいくはずだ。この流れは，**高度房室ブロック（Ⅱ型２度房室ブロック，３度房室ブロック，急性洞停止など）や，その背後に急性心筋梗塞が存在している場合など心原性の徐脈**であれば適切である。

　しかし，救急医は**徐脈性ショックの原因は心臓だけではない**ことを認識しておく必要がある。循環器医をコールして一気に治療が進んでいく前に（あるいは並行して）心臓以外の原因による徐脈性ショックの可能性を検討すること。これらの場合は原疾患に対応しなければ状態は改善しない。

❶高カリウム血症

　高カリウム血症でも典型的な心電図所見（T波増高，P波消失，QRS幅増大）を呈さないことも多い。徐脈性ショックでは必ず血清カリウム値を確認しておくべきである。

❷低体温症

　低体温になると，基本的にバイタルサインはすべて低下する（尿量以外）。復温だけで改善しない場合は，低体温症の原因検索も重要である［☛ パール 72］。

❸低酸素血症

　低酸素血症では，最初は「頻脈」だが進行すると「徐脈」を呈する。頭蓋内疾患では頭蓋内圧亢進により「血圧高値＋徐脈」を呈するが，

意識障害などで低酸素血症が進行すると「血圧低下＋徐脈」という徐脈性ショックパターンを呈する。

❹薬剤有害事象

心拍数を抑制する薬剤（β受容体遮断薬，特定のタイプのカルシウム拮抗薬，抗不整脈薬など）の作用過多や血清カリウム上昇をきたす薬剤（アンジオテンシンⅡ受容体拮抗薬，アンジオテンシン変換酵素阻害薬）も徐脈性ショックをきたす。必ず内服薬を確認すること。

❺脊髄損傷

脊髄損傷などによる神経原性ショックでは，徐脈性ショックを呈することも多い。目撃者がいない状態で倒れているのを発見された場合に徐脈性ショックであれば，背後の隠れた外傷（脊髄損傷）を検索することが求められる。反対に**外傷がはっきりしている場合は，徐脈性ショックの原因を脊髄損傷と安易に診断してはならない**。脊髄損傷を呈している場合は，本来であれば頻脈になるべき病態（たとえば，出血や腹膜炎）であっても頻脈を呈さない。外傷歴がはっきりしている患者の体幹部（胸腔，腹腔，骨盤腔）の出血の有無は必ず確認すること。

徐脈性ショックの原因が心原性で，循環器医の到着前に血行動態が保てないと判断した場合は，アトロピン投与，改善がない場合のドパミンやアドレナリン投与，経皮ペーシングを考慮する。

■ 肺塞栓症を疑う「主訴+α」

> **パール 50**
>
> 「主訴+α」では肺塞栓症を念頭に置くこと！
>
> 【主訴】呼吸困難，胸痛，失神，安静度・介護度が高い患者の急変では肺塞栓症を考慮する（受診時に症状が消失していても）。
>
> 【+α】これらの主訴に「原因不明の頻脈」「原因不明のSpO₂低下」「呼吸数に比してSpO₂低下」「SpO₂が90〜95%でフラフラしている」を認めたら，積極的に肺塞栓症を検索すること。

肺塞栓症は多様な症状を呈し，全く無症状（造影CTでたまたま発見される）から心肺停止まで重症度も様々である。ERで肺塞栓症をすべて診断することは至難の業である。

診断精度を上げるために様々な臨床診断ルールが開発されたが，WellsスコアやYEARアルゴリズムの評価に「肺塞栓症が最も疑わしい」という項目が入ってしまうくらいだ。この疾患が頭をよぎればこれらのルールに沿って評価していけばよいわけだから，**診断のためには肺塞栓症を念頭に置くセンス**が最も重要といっても過言ではない。

では，我々はどのような時に肺塞栓症を念頭に置くべきなのか？
「主訴+α」の組み合わせを覚えておくことが有用である。まず主訴の部分では，**呼吸困難（息切れ），胸痛，失神，安静度・介護度が高い患者（要介護高齢者や精神科入院患者）の急変**といった典型的な症状で肺塞栓症をマークすることが求められる。症状が消失していることも稀ではないので，受診時に症状がないからといって油断してはならない。

これらの主訴に「+α」として以下の所見があれば，臨床診断ルールに沿って積極的に肺塞栓症を検索しなければならない [☞ パール16]。

- 原因不明の頻脈（心拍数 >100/分）
- 原因不明の SpO_2 低下（95%未満）
- 呼吸数に比して SpO_2 低下（「こんなに頑張って呼吸している割に SpO_2 が低くないか？」という感覚。☛ パール 16）
- SpO_2 が 90～95%でフラフラしている

肺塞栓症は疑わなければ診断できない。空振りを恐れないこと！

5.
脳神経

■ 見逃しやすい脳梗塞

> **見逃しやすい脳梗塞の症状をマークしておくこと！**
> 典型的な症状（片麻痺，構音障害）を呈さないのに，急性発症の「手が動かない」「口唇周囲のしびれ」「会話がかみ合わない」「反応が乏しい」「立てない」「まっすぐ歩けない」は特定の部位の脳梗塞を検索すること。

パール51

　片麻痺や構音障害から脳梗塞を疑うことは常識である。しかし，すべての脳梗塞で片麻痺や構音障害を呈するわけではない。

　ER では見逃されやすい脳梗塞のパターンを知っておくことが重要である。

❶片側上肢の麻痺

　末梢神経，頸髄レベルの病変と考えられて整形外科に紹介されることがあるが，中心前回梗塞でも片側上肢の麻痺（手だけのこともある）を呈する。

❷口唇周囲や手掌だけのしびれ

　視床や中心後回の梗塞では，片麻痺を呈さずに口唇周囲や手掌のしびれだけが症状のことがある。

❸短期記憶障害

　海馬領域の梗塞では短期記憶の欠損により，「突然会話がかみ合わなくなった」という症状で受診する。症状は短期記憶の欠損なので，認知症と誤診される危険がある。「突然発症の認知機能障害」では器質的疾患を考慮することが重要である。

❹失語

　優位半球（右利きの人は左，左利きの人は右）に言語中枢が存在する。この部位に脳梗塞を発症すると失語を呈し，言葉が出なくなる。

「突然，言葉を発しなくなった」「応答してくれなくなった」ということで，心因反応など精神症状と誤診される危険がある。失語にはBroca失語（言語が理解はできるが，発語に障害）とWernicke失語（言語を聞き取れなくなる，理解できない。聞きやすいが，全く意味不明の言葉しか発しない）がある。**「突然の精神症状」を疑った場合は，器質的疾患を考慮する**ことが重要である。

❺運動失調

脳幹や小脳虫部領域の梗塞で出現する。座位や立位が保持できない場合は運動失調の可能性を考慮する。立たせてみないと評価できないため，必ず立位での診察を省略しないこと。**継ぎ足立ち（tandem stand）やsemi-tandem standができない「めまい」や「ふらつき」は小脳・脳幹領域の脳血管障害を評価する**必要がある。

❻視野障害や片側空間無視

後頭葉の梗塞では片側の視野障害が出現し，片側の大脳半球（右利きの人は右，左利きの人は左）の梗塞では片側空間無視が出現する。片麻痺症状はないかあっても軽度で，**「まっすぐ歩けない」「歩くと右側（あるいは左側）に寄っていく」という訴えのみで受診**する。

初診時に脳梗塞が見逃されると，医学的な不利益だけでなく精神的な苦痛が大きくなり，後のトラブルにつながりやすい。
片麻痺を呈さない脳梗塞に強くなっておくこと。

ミニパール49

てんかん発作，てんかん，けいれんを区別すること！
- てんかん発作（seizure）：大脳皮質の異常に同期した電気活動（原因は脳疾患以外でもある）
- てんかん（epilepsy）：seizureをきたす脳の疾患
- けいれん（convulsion）：骨格筋に発作的にみられる急激な収縮

くも膜下出血を疑ったら

パール 52

くも膜下出血（SAH）を疑ったのなら，頭部CTで異常を認めなくても否定してはならない！
次の取るべき選択肢（MRI，CT angiography，髄液検査）について自分の勤務する施設の脳神経外科医とあらかじめ協議しておくこと。

短時間でピークに達するような頭痛などでSAHを考慮して頭部CTを施行したのであれば，**自分1人の読影で異常所見がないからといって重篤な疾患を除外してはならない**。研究ではCTの発症6時間以内のSAHの感度はほぼ100％と報告されているが，これは放射線科医が読影しての結果であることに注意しなければならない。

少量のSAHを見逃している可能性や，頭部CTで異常を指摘できない重篤な疾患（未破裂動脈瘤の増大や脳動脈解離）の可能性は残る。

このような場合に，次に取るべき選択肢を施設の脳神経外科医（や放射線科医）とあらかじめ協議しておくことが重要である。

文献的には，髄液検査の所見が正常であれば安全にSAHを除外できることが示されており，米国救急医学会では推奨されているが，発症12時間以内ではキサントクロミーが認められない可能性があることや，肉眼のみでは検出が難しい場合もあることに留意する必要がある。また，腰椎穿刺時の痛みによる動脈瘤の再破裂のリスクなどから，日本では敬遠する脳神経外科医も多い。

CTA（CT angiography）は3mm以上の動脈瘤に感度98％，特異度100％を示し，脳動脈瘤の検出や脳動脈解離の検出に適している。

MRI〔FLAIRもしくはT2，拡散強調画像（diffusion weighted image：DWI），MRA〕を実施すれば，少量のSAH，脳動脈瘤，脳動脈解離，脳梗塞（脳動脈解離から進展する）をかなりの精度で

評価することが可能である。

　繰り返すが，重要なのは，ひとたび SAH を考慮したのであれば頭部 CT だけで否定しないで，次のアクションを考慮することである。

参考文献
1) Dubosh NM, et al. Stroke 47：750-755, 2016.
2) Meurer WJ, et al. J Emerg Med 50：696-701, 2016.

ミニパール 50

てんかん発作（seizure）の非典型的な症状を理解しておくこと！

seizure の典型的な症状は，強直性（tonic），間代性（clonic）の動きである。
しかし，部分焦点発作（focal seizure）では，側頭葉起源の場合は「ボーっと一点を見ている」「口をぺちゃぺちゃさせる」「記憶の錯乱」などの症状を認め，前頭葉起源の場合は「大声を出してうめく」という発症のことがある。

ミニパール 51

てんかん発作（seizure）によって生じた外傷の評価を忘れないこと！

- 舌咬傷
- 頭部外傷（頭蓋内も含む）
- 顔面外傷
- 脊髄損傷（顔面強打による頸椎過伸展で生じることがある）
- 鎖骨骨折，肩関節脱臼など

■ 軽症くも膜下出血の CT 読影

パール 53

軽症くも膜下出血（SAH）での頭部 CT 読影では，2 つのポイントを確認すること！
①シルビウス裂の左右差を確認（中大脳動脈瘤の破裂）
②大脳縦裂の描出不良（前交通動脈瘤の破裂）

「**SAH を疑った場合は頭部 CT を実施する**」ことは ER 診療で常識であるが，予後良好（＝意識清明＝軽症）な SAH ほど，SAH の可能性を考慮することができず，見落としのリスクが高いことを認識しておかなければならない［☛ パール 51］。

また，頭部 CT を実施しても見逃しのリスクが存在する。脳動脈瘤の好発部位を 図1 に挙げる。

この中でも，軽症 SAH は中大脳動脈瘤や前交通動脈瘤の破裂が多い。**中大脳動脈瘤破裂を CT で指摘するためにはシルビウス裂の左右差 図2 に，前交通動脈瘤破裂を CT で指摘するためには大脳縦裂の描出 図3 に注目する**ことが重要である。

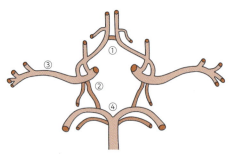

図1　脳動脈瘤の好発部位
①前交通動脈，②内頸動脈-後交通動脈，③中大脳動脈，④脳底動脈末端部

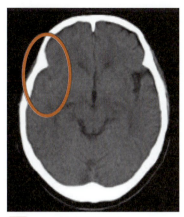
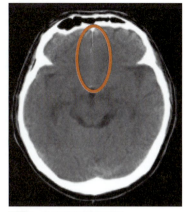

図2　中大脳動脈瘤破裂　　　　図3　前交通動脈瘤破裂

　臨床的に SAH を考慮し，頭部 CT を注意深く読影したにもかかわらず異常を指摘できない場合に起こすべきアクションは ☞ パール52 を参照すること。

6.
急性腹症

■ 注意すべき小腸閉塞

> 腸閉塞は，小腸閉塞か大腸閉塞か麻痺性イレウスかを区別すること！
> 小腸閉塞では，手術歴の有無が緊急性を分ける手がかり！
> 開腹手術歴のない小腸閉塞は，緊急手術を要する可能性が高いと考えること。

　小腸閉塞は閉塞箇所が1か所（単純閉塞）なのか，ドレナージ不能な部分（closed loop）が形成されているのかで治療方針が変わる。closed loop が存在する場合は原則，手術治療が必要となる。

　開腹手術歴のある小腸閉塞は，術後の癒着性腸閉塞である頻度が高い。閉塞箇所が1か所である場合が多く，NG チューブによる減圧と十分な輸液で治療できる。癒着によって closed loop が形成されていたとしても，初期治療はこれで問題ない（緊急手術が必要となることは稀である）。ただし，胃まで拡張している癒着性腸閉塞で嘔吐が強い場合，**NG チューブ挿入時は嘔吐による誤嚥・窒息の危険に十分な配慮をしておくことが必要である**。

　注意すべきは，開腹手術歴がない場合の小腸閉塞である。この場合は内ヘルニア[*1]，バンド閉塞[*2]，捻転などで closed loop が形成され

[*1] 内ヘルニア：体腔内において腸間膜・大網の裂孔部や陥凹部，閉鎖孔などに腹腔内臓器が侵入した状態（臓器が体表に脱出する外ヘルニアに比べて頻度が低い）。内ヘルニアとして，以下を知っておくこと。
  - 高齢・痩せ型・多産の女性の「内股が痛い」は，閉鎖孔ヘルニアを考慮する
  - 2010 年くらいまでに腹腔鏡下幽門側胃切除＋Roux-en-Y 再建術を受けていた場合には，挙上空腸と横行結腸間膜との間隙（Petersen's defect）が生じることで内ヘルニアをきたすリスクがある

[*2] バンドによる閉塞：大網の組織の先端などがどこかに癒着し小孔をきたし，そこに小腸が嵌まり込む。

ていると考えるべきである。

closed loop 形成＋腸管虚血を合併している場合は緊急手術となる。腸管虚血の評価には，激しい腹痛・CT 所見（造影含む）・腹水の存在，血清乳酸値（進行すると LDH，代謝性アシドーシス）が手がかりとなる。

ミニパール 52

上部消化管出血では内視鏡専門医へのコンサルトだけで安心しないこと！
- 吐血による気道閉塞に備えておくこと（危険と考えたら躊躇なく気管挿管を）
- 緊急内視鏡では処置中に状態悪化の危険（気道閉塞，鎮静による呼吸抑制，出血によるショック進行など）を常に念頭に置くこと！内視鏡を施行する医師にすべてを任せるのではなく，全身状態を把握する医師を配置する（手術における麻酔科医の役割）

■緊急性が高い大腸閉塞

パール 55

腸閉塞は，小腸閉塞か大腸閉塞か麻痺性イレウスかを区別すること！
大腸だけが拡張している大腸閉塞は，急変のリスクが高い状態である！
診断したら直ちに専門医をコールすること！

大腸閉塞のなかで頻度が高いものは，①S状結腸の捻転，②腫瘍による閉塞，③糞便による閉塞［☛ パール27］，である。

どの機序にせよ，**大腸閉塞は小腸閉塞とは比べ物にならない緊急事態**と考えるべきである。理由は，回盲弁の存在である。

回盲弁の機能が正常であれば，上行結腸から回腸に内容物が逆流することはないので，閉塞が1か所でもclosed loop（ドレナージ不能な部分）となってしまう。特に閉塞部位が右側である場合は，短時間で腸管内圧が上昇し腸管壊死・穿孔や敗血症への進展の危険が高い（生体の細菌の99％は大腸に存在するため，腸管内圧の上昇でbacterial translocationをきたす）。

特に緊急性が高いのは，**S状結腸の捻転，大腸のみの拡張（回盲弁の機能正常），右側結腸の閉塞**である。

高齢者で回盲弁の機能不全があり小腸の拡張を伴う場合や左側結腸閉塞では，腸管内圧上昇が緩徐となるため，上記のリスクまでに時間的猶予がある。

S状結腸捻転の治療は大腸内視鏡もしくは緊急手術，大腸閉塞の場合は経肛門的イレウス管（colorectal tube）挿入もしくは緊急手術となるが，治療方針は熟練した専門医が決定すべきである。

ERでは大腸閉塞の恐ろしさをよく認識しておくことが重要である。

■ 腸管虚血を疑え

パール 56　腹痛患者に「激痛」「高齢者」「心房細動」「乳酸値高値」のどれかのキーワードがそろったら，単純CTで異常がなくとも，必ず造影CTを行うこと！

　大動脈分枝の腹部動脈の病変（上腸間膜動脈閉塞や解離など）による腸管虚血は，疑わなければ診断できない。

　突然の激しい腹痛で発症することが多いが持続するわけではなく，激痛 ➡ 軽快 ➡ 激痛（ショック）という経過をたどるので，「**腹痛が軽快してきたから大丈夫**」**と精査されず見過ごされる危険**がある。

　腸管虚血の原因は上腸間膜動脈閉塞症（SMAO）が65〜70％，腸間膜静脈閉塞症が5〜15％，ショックや血管収縮薬使用に合併する非閉塞性腸管虚血（NOMI）が20％程度といわれている。

　腸管虚血の疾患頻度は，急性腹症入院1,000例のうち1例程度と低く，死亡率は60〜80％である。くも膜下出血や急性心筋梗塞と同様に，初診時に正しく診断されないと救命が困難な疾患であるにもかかわらず，これらの疾患に比べて遭遇頻度が著しく低く，年間8,000〜9,000件の救急搬送を受けるERであってもSMAOは数年に一度という頻度でしか遭遇しない（医師1人にしてみると，救急医であっても生涯で遭遇する頻度は数例ということになる）。

　血液検査でも，D-dimerや乳酸値の陽性尤度比はそれほど高くないため，決め手にはならない。疾患頻度が低い中で，腸管虚血を見つけるためには「**比較的突然発症の激しい腹痛（途中で軽快しても）**」「**乳酸値が少しでも上昇している腹痛**」「**心房細動や動脈硬化性疾患の既往がある高齢者の腹痛**」**というキーワードがあれば，積極的に造影CTを実施する**しか方法がない。

　大動脈分枝（腹腔動脈や上腸間膜動脈）の解離も，最近報告が増えている病態である。解離は閉塞に比べて発症年齢が低い。突然発

症の激しい腹痛（軽快と増悪を繰り返すこともある）が特徴で，嘔吐（30％程度）や下痢（4％程度）を認めることもあるため，急性胃腸炎と誤診されることもある。**「急性胃腸炎にしては痛みが激しすぎる」と感じた場合は，積極的に造影 CT で大動脈分枝の血管病変を評価することが重要**である（単純 CT での大動脈分枝血管の動脈径の拡大も有用な所見である）。

参考文献
1) Clair DG, et al. N Engl J Med 374：959-968, 2016.
2) Cudnik MT, et al. Acad Emerg Med 20：1087-1100, 2013.
3) Kim YW. Vasc Spec Int 32：37-43, 2016.

ミニパール 53　比較的少量の吐血＋血圧上昇（心拍数低下）では頭蓋内病変を考慮すること！

■「腸管拡張＝腸閉塞」ではない

パール 57

「全身状態不良（ショック，代謝性アシドーシス，乳酸値上昇など）＋腸管拡張」では，
①腸管壊死（NOMIも含む）
②腹腔内膿瘍（腸管穿孔や子宮留膿腫）による麻痺性イレウス
③電解質異常，薬剤による麻痺性イレウス
の3つの可能性を考慮すること！

CTへのアクセスが格段によくなったため，腸管拡張の指摘が容易になった。そのような時代だからこそ，「腸管拡張＝腸閉塞」ではないことを理解しておく必要がある。

明らかな閉塞機転を伴わない腸管拡張をみた時に重篤な原因を見逃さないためには，まず腹部症状の有無にかかわらず，原因不明の乳酸値上昇や代謝性アシドーシス，ショックをみたら腸管壊死（腸管虚血）を疑う習慣を身に付けておくべきである（腸管虚血については☞パール56）。

腸管壊死を除外したら，腸管穿孔（虫垂炎・憩室炎の穿孔も含む）や子宮留膿腫による麻痺性イレウスを考慮しなければならない。穿孔してしまうと，「腹痛が軽くなる」「CTで腫大虫垂が指摘できない」などの理由で見逃される危険がある。
敗血症のフォーカス探しでは，腹腔内を忘れない！　というパールも成り立つ。

電解質異常（低カリウム血症，高カルシウム血症，高マグネシウム血症，低マグネシウム血症など）や薬剤による麻痺性イレウスは，疑わなければ診断できない（特にマグネシウム濃度やカルシウム濃度の異常は，疑って測定しなければ判明しない）。上記の病態が除外できたら，電解質異常や薬剤を疑うこと。

■尿路結石を疑ったら

>
> パール 58
>
> 「初発の尿路結石?」と考えたら,必ず腹部大動脈瘤と腎梗塞を除外すること!
>
> 尿路結石発作の典型受診は,早朝～午前受診で中年(60歳まで)。エコーを行い,動脈硬化・不整脈の既往を確認せよ。

　尿路結石は中年の男性に多く,早朝受診が多い。激痛のため発症から6時間以内の受診が多いが,疝痛発作であるため「激痛 ➡ 軽快」という病歴をたどることが多い。激痛時は嘔吐を伴うこともしばしばである。

　高齢になるほど尿路結石発作の頻度は低下する(尿濃縮力が低下するため,石が引っ掛かりにくい)。高齢での尿路結石疑いでは,腹部大動脈瘤破裂と腎梗塞の除外が重要である。

　腹部大動脈瘤で破裂の可能性があるものは5cm以上の大動脈径を呈しており,腹部エコーで容易に診断できる。尿路結石疑いでの腹部エコーは,腹部大動脈瘤の確認 ➡ 水腎症の確認(水腎症が認められれば尿路結石の可能性が高くなる)という手順で行うべきである。

　腎梗塞は「腰背部痛」「血尿を呈することが多い」などの特徴が,尿路結石発作と類似している。しかし,痛みは持続的であり発症年齢が高い(多くが動脈硬化性疾患や心房細動・心房粗動などの基礎疾患を有するため)。高齢(60歳以上)で初発の尿路結石発作疑いでは,これらの病歴をチェックし,血液検査でLDHが上昇している場合は,腎梗塞を考慮して造影CTを行うべきである。

参考文献
1) Wang RC, et al. Ann Emerg Med 67:423-432, 2016.
2) Smith-Bindman R, et al. N Engl J Med 371:1100-1110, 2014.
3) Huang CC, et al. Am J Emerg Med 25:164-169, 2007.

尿路結石は感染を探せ

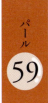

パール 59

尿路結石と診断した場合は，感染の合併を評価すること！
尿路結石で悪寒戦慄や複数のバイタルサインに異常を呈する場合は，急性閉塞性腎盂腎炎の可能性あり。極めて短時間に敗血症，ショックに進展する危険ありと認識せよ。

腹部大動脈瘤破裂や腎梗塞などが除外され，尿路結石と診断が確定した場合は，感染の合併を評価する必要がある。
尿路結石に続発する急性閉塞性腎盂腎炎は，極めて短時間（数時間）で敗血症，ショックに陥る可能性がある緊急事態である。

尿路結石のみで発熱や悪寒戦慄，複数のバイタルサインの異常を呈することは非常に稀であり，感染の合併を考慮しなければならない。
悪寒戦慄を伴う場合は，敗血症の可能性が高くなる。
発熱は有用な情報であるが，尿路結石発作として解熱鎮痛薬が投与されていると解熱作用で発熱が認められないこともある。そのため，発熱だけに頼らずqSOFA（頻呼吸，意識レベルの低下，血圧低下）スコアでバイタルサインを評価することは重要である［☛パール67］。
感染合併を疑ったら，敗血症に準じて治療を開始し（早期の抗菌薬投与と十分量の輸液），並行して尿検査，血液検査，画像評価を進める［☛パール68］。

尿検査は尿路結石の診断には有用ではない（尿潜血陰性でも尿路結石を否定できないし，尿潜血陽性でも尿路結石と確定できない）が，感染合併の評価には役に立つことがある。しかし，腎盂に近い近位部での尿管の完全閉塞では感染があっても異常所見を認めないため，尿所見だけで感染合併を否定してはならない。

CTでは，腎周囲の毛羽立ちや尿の溢流所見などを評価すべきである。

泌尿器科医へは閉塞解除の外科的介入を判断するために，**全身状態**（ショックの有無），**結石の大きさ**（10 mm 以上は自然排石が難しい），**結石の位置**（近位では自然排石が難しく敗血症進展のリスクが高い）を報告すること。

参考文献
1) Pearle MS, et al. J Urol 192：316-324, 2014.

ミニパール 54

急性胃腸炎の診断は除外診断と考えること！
「吐き下し（嘔吐 ➡ 下痢）の順番」がそろっているか確認する。
急性心筋梗塞，小脳出血，腸閉塞，糖尿病性ケトアシドーシス，異所性妊娠破裂など，重篤な疾患が急性胃腸炎と誤診されていることに留意せよ。

7.
内分泌

■高血糖緊急症の誘因

パール 60　高血糖緊急症では，治療と並行して誘因検索を忘れないこと！
最大の死因は背後の誘因にあり！

　高血糖緊急症には，糖尿病性ケトアシドーシス（DKA）と高血糖高浸透圧症候群（HHS：hyperosmolar hyperglycemic syndrome）の2つの病態が存在する。厳密には両者の病態には脱水の程度，インスリン欠乏の程度など病態の差異が存在するが，治療の主体は，**①十分量の輸液**（細胞外液の使用が適切），**②血糖値の管理**（インスリンは控えめに使用する傾向），**③電解質の管理**（特にカリウムとリン），の3つであることに変わりはなく，ERで厳密に両者を区別する意義は低い。

　高血糖緊急症に遭遇すると，迅速な治療にばかり注意が集中しやすいが，高血糖緊急症の背後に潜む誘因検索の重要性を忘れてはならない。
・感染症（敗血症，肺炎，尿路感染症など）
・心筋梗塞
・脳血管障害
・中毒
・腸閉塞，非閉塞性腸管虚血（NOMI）
・妊娠
・治療への無理解
　背後の誘因に介入することで，初めて救命が可能となる（DKAでは，最大の死因は背後の誘因である）。

　ERでは，目の前の病態に対応するだけで安心してはならない。

■ 低血糖の非典型例

> **パール 61　低血糖の症状に敏感になること！**
>
> 「冷汗＋意識障害（昏睡）」という典型例だけではない．不穏，傾眠，倦怠感，片麻痺などでは，必ず低血糖を考慮すること．ERで頭部CT撮影を考慮した時には，血糖値をチェックする習慣を！

典型的な低血糖症の症状は，交感神経症状（冷汗）と中枢神経症状（昏睡）だが，ほかにも非常に多彩な症状を呈するため，低血糖の症状に敏感になっておくことが求められる．

下記の患者群では，低血糖の症状が典型的ではないことが多い．
- 高齢者（認知症や脳血管障害罹患はさらにハイリスク）
- 罹患歴の長い糖尿病患者で，交感神経の反応閾値が上昇している場合（低血糖関連自律神経失調）
- 慢性的なアルコール多飲者（血糖低下のスピードが緩徐で慢性的な低血糖状態に慣れている）
- β受容体遮断薬内服患者
- 小児

不穏や傾眠（何となくボーっとしている），倦怠感など不定愁訴を思わせる漠然とした症状では，必ず低血糖を確認すること．

低血糖で片麻痺が出現するのには，脳の部位による糖代謝の違い，生理学的な脳血流の左右差，脳血管の攣縮などの機序が推察されている．

脳梗塞を考慮した場合（特にtPA投与を考慮するような迅速性を要求される時）は，低血糖と急性大動脈解離を除外することが大原則である［☛ パール41］．

総じて，CT へのアクセスがよい日本の ER では「**頭部 CT を撮りたくなったら血糖値をチェックする**」と覚えておくとよい（どこかが動きにくい，いつもと比べて反応がおかしいという症状では，反射的に頭部 CT を実施したくなるのだから）。

ミニパール 55

副腎不全を疑うセンスを身に付けよ！
- 「低ナトリウム血症＋低血糖（＋低体温）」の組み合わせ
- 低血糖を補正しても遷延する場合
- ステロイド利用者（内服アドヒアランスが確認できない場合）

ミニパール 56

糖尿病患者の冷汗で，低血糖が否定されたのであれば，急性心筋梗塞（急性冠症候群）を考慮すること！

低血糖の原因検索

> **パール 62**
>
> 低血糖症を診断したら,ブドウ糖投与だけで安心するな! 原因検索と再燃のリスクを確認すること!
> トップ2つは,①糖尿病薬(血糖降下薬,インスリン),②アルコール。見逃したくない2つは,①敗血症,②内分泌疾患(特に副腎不全)。
> ブドウ糖投与でも症状が遷延する場合は,ほかの原因も検索すること。

　低血糖をきたした原因によって,その後の対応は決定される。低血糖症に対して,ブドウ糖投与だけで安心してはいけない。必ず,原因検索と再燃のリスクを評価すること。

　糖尿病薬(血糖降下薬,インスリン)による低血糖症であれば,作用時間によって経過観察期間が決まる。作用時間が長い薬剤であれば,ブドウ糖投与で低血糖が補正されても再度低血糖をきたす危険があるため,長期の経過観察が必要となる。

　アルコールによる低血糖は,糖尿病薬を除く低血糖症の約90%を占める。低血糖の背後にビタミンB_1欠乏も存在することが多く,ブドウ糖投与と同時にビタミンB_1の投与も行うべきである(ビタミンB_1はブドウ糖代謝の補酵素として利用される。ビタミンB_1欠乏状態の患者にブドウ糖だけ投与すると,ビタミンB_1欠乏がさらに悪化する危険がある)。

　敗血症も低血糖をきたす(末梢循環不全にインスリン感受性亢進,代謝性アシドーシスによる糖新生抑制が機序と考えられる)。「**低体温や低血糖は敗血症を考慮する**」と覚えておくとよい。

　上記3つに比べて頻度は下がるが,ERにおいて低血糖がきっかけ

で**内分泌疾患**(副腎不全,甲状腺機能低下症,ACTH単独欠損症など)が発見されることもある。診断の手がかりとして,以下がヒントになる。

- **遷延性低血糖**:低血糖を補正しても改善が乏しい(1時間後に再検してもまた低血糖など)
- **低血糖＋電解質異常**(低ナトリウム血症や高カリウム血症)

社会の高齢化に伴い,ステロイド内服患者が退院後にアドヒアランス不良になり,副腎不全をきたす症例が増えている。

低血糖症による意識障害であれば,ブドウ糖投与で血糖値が改善すると数分以内に意識障害は改善する。意識障害が遷延している場合は,低血糖脳症(低血糖による脳細胞障害)や意識障害を呈するほかの病態の合併を考えなければならない。

ミニパール 57

ビタミン B_1 欠乏症は臨床診断である!

アルコール多飲者,妊婦,担癌患者,高齢者はハイリスクであり,積極的なビタミン B_1 の投与が必要である。低栄養,眼球運動障害(眼振),小脳失調,意識変容のうち複数がそろえば,可能性はかなり高くなる。

8.
感染症

■細菌性髄膜炎の診断

> **パール 63**
>
> 細菌性髄膜炎を疑うセンスを養うこと！
> 意識障害では，ほかに原因が特定されないかぎり，髄液検査を実施せよ。
> 発熱によるせん妄と決めつけないこと。
> **血液検査と同程度にまで腰椎穿刺の閾値を下げよ！**

　細菌性髄膜炎は重篤な病態であるにもかかわらず，診断が難しい。「診断確定例の50％は24時間以内に受診歴あり（つまり半数は初診時には診断されなかった）」という報告もあるくらいだ。

　髄膜刺激症状（Kernig徴候，Brudzinski徴候，項部硬直）が存在すれば髄膜炎の可能性が高いと判断できるが，ないからといって否定にはならない（感度は高くない）。Jolt accentuationも最初の報告ほどは感度が高くないことが検証されており，所見がないからといって否定材料にはならない。

　つまり，**細菌性髄膜炎を正しく診断するためには髄液検査（腰椎穿刺）の閾値を下げる**しかない。以下では，積極的に腰椎穿刺を行うべきである。
- 原因が特定されていない意識障害
- 原因が特定されていない頭痛の持続
- 原因が特定されていない発熱の持続

　多忙なERでは「発熱によるせん妄」という言い訳で，腰椎穿刺が回避される傾向にある。しかし，上記症状に対する**神経内科医の腰椎穿刺への閾値は血液検査と同等といってもよいくらい低い**。我々はこの姿勢を見ならわなければならない。
　細菌性髄膜炎の診断では，「疑う者は救われる」ということを忘れないこと！

■細菌性髄膜炎の治療

パール 64 細菌性髄膜炎の治療はスピードが勝負！
臨床的に細菌性髄膜炎の可能性が高いと判断したら，腰椎穿刺をスキップして，血液培養後に直ちにステロイドと抗菌薬の投与を行うこと。

細菌性髄膜炎は早期の治療開始が救命のカギである。見逃さないためには腰椎穿刺（髄液検査）の閾値を下げることが重要であるが［☞パール63］，臨床的に細菌性髄膜炎の可能性が高いと判断したら，腰椎穿刺に時間をかけることは避けて，抗菌薬投与を優先させなければならない。受診から60分以内に抗菌薬が投与されるべきである。起因菌の同定は髄液培養ではなく血液培養（2セット）で行う。

細菌性髄膜炎へのERでの対応は，2つのパターンに整理できる。

❶臨床的に細菌性髄膜炎の可能性が高いと判断
血液培養（2セット）➡ ステロイド静注（デキサメタゾン0.15 mg/kg 6時間ごと）＋抗菌薬静注（来院60分以内に実施すること）。

❷細菌性髄膜炎の可能性が少しでもあると判断
積極的に髄液検査 ➡ 軽度でも髄液白血球数の増加（リンパ球優位であっても），グラム染色で菌確認の場合は細菌性髄膜炎の可能性も考慮し治療を開始。

どちらの場合も治療と並行して，細菌の侵入経路の検索を行う。
- 血行性：敗血症，膿瘍，感染性心内膜炎の可能性を検索
- 直接侵入：副鼻腔炎，中耳炎，歯髄炎，頭蓋底骨折などを検索

髄膜炎を疑うセンスと迅速な対応を要求される細菌性髄膜炎への対応は，ERでも極めて難易度が高い問題である。**細菌性髄膜炎の可能性が高いと判断して治療を開始し，結果違う疾患であったとしても，何ら恥じることはない。空振りを恐れないこと！**

■深夜に受診する咽頭痛に注意

パール 65

発症から数時間で受診する咽頭痛，深夜に受診する咽頭痛に要注意！
急性喉頭蓋炎の可能性を考慮すること。前頸部（甲状軟骨部）を体表から優しく tapping，飲水（嚥下）を試してみること。

急性喉頭蓋炎は急速に炎症が進行し窒息をきたす気道緊急で，ERに関連する医療訴訟の上位を占める疾患である。

痛みが強いのに臨床所見が乏しい（咽頭発赤がない）のが特徴であり，いかに急性喉頭蓋炎の可能性を考慮できるかがカギとなる。

この疾患を疑うポイントとして「**発症から数時間で受診する咽頭痛**」「**深夜に受診する咽頭痛**」という病歴をマークするべきである。

咽頭痛の原因の大部分をしめるウイルス性咽頭炎で，咽頭痛を自覚して数時間で医療機関を受診するだろうか？ わざわざ深夜に受診するだろうか？

急性喉頭蓋炎では短時間で痛みが強くなり，上気道の狭窄が進行するため仰臥位になると呼吸困難を自覚する（だから，深夜に受診する咽頭痛は本疾患を考慮する必要がある）。ERでの咽頭痛診療では，**症状を自覚してからどれくらいで受診したのかを必ず確認**すること。

前頸部（甲状軟骨部）を優しく tapping して痛みがある場合（窒息に注意して），**飲水（嚥下）ができない場合**は急性喉頭蓋炎の可能性が非常に高くなる（ただし，20％は嚥下可能）。

咽頭ファイバーができるのであれば診断確定に至るが，実施前に**気道確保のための器具と人手を準備しておくこと**。画像で評価するのであれば，頸部側面X線（感度81％，特異度85％で否定はできない）や，仰臥位になれるなら頸部CT〔特にMPR（multi-planar reconstruction）での評価〕を考慮する。

急性喉頭蓋炎のほかの危険な疾患（咽後膿瘍や扁桃周囲膿瘍）を示唆する咽頭痛のキーワードとして，以下を知っておくと役に立つ。
- 口が開きにくい ➡ 咽後膿瘍の可能性あり
- 口蓋垂の偏位 ➡ 扁桃周囲膿瘍の可能性あり

診断にはCTが有用である。

参考文献
1) Cirilli AR. Emerg Med Clin North Am 31：501-515, 2013.

ミニパール 58

高齢者の誤嚥性肺炎，尿路感染症は除外診断と心得ること！
頻度は高いが，ほかの発熱の原因を見落とすゴミ箱診断にもなりやすい。3回は妥当性を検討すること。
- 本当にほかの感染源を見逃していないか？
- 感染症以外が原因ではないか？
- 誤嚥性肺炎や尿路感染症として納得できる経過や所見か？

ミニパール 59

肝硬変と診断されている患者が発熱や体調不良でERを受診した場合は，必ず特発性細菌性腹膜炎（SBP：spontaneous bacterial peritonitis）を考慮すること！
腹水穿刺をためらうな。腹水多核好中球≧250/μLなら治療開始！

■急性胆管炎の早期診断

> **パール 66**
>
> **急性胆管炎の早期診断に敏感になること！**
> 緊急に治療を開始しなければ，急速に敗血症，ショックへと進展する危険あり。
> 古典的症状（発熱，右季肋部痛，黄疸）にこだわるな！
> 胆石，胆道手術歴，胆管ステント留置の病歴がある患者の発熱は，腹痛がなくても違うことが判明するまでは急性胆管炎として対応すること。

　急性胆管炎は，緊急に治療しなければ，急速に敗血症，ショックへと進展する危険がある。この点で，同じ胆道感染症でも急性胆囊炎とは大きく病態が異なる（胆囊炎が「腹痛」なら，胆管炎は「敗血症」ということもできる）。**閉塞に感染を合併すると急速に敗血症に進展する**という点では，閉塞性腎盂腎炎や大腸閉塞と同じく緊急事態である。

　緊急事態であるから，ER での早期診断が重要になってくる。古典的な Charcot 三徴（発熱，右季肋部痛，黄疸）にこだわると，診断の遅れにつながる。

　最近の診断基準では，胆囊結石の保有，胆道の手術歴，胆管ステント留置は急性胆管炎を疑う有用な所見とされ，「A のいずれか＋B のいずれか＋C のいずれか」があれば確診，「A のいずれか＋B もしくは C のいずれか」があれば疑診として，治療を開始することが推奨されている。

A．全身の炎症所見
　A-1．発熱（悪寒戦慄を伴うこともある）
　A-2．血液検査：炎症反応所見

B. 胆汁うっ滞所見
　B-1. 黄疸
　B-2. 血液検査：肝機能検査異常
C. 胆管病変の画像所見
　C-1. 胆管拡張
　C-2. 胆管炎の成因：胆管狭窄，胆管結石，ステントなど

(Kiriyama S, et al. New Diagnostic Criteria and Severity Assessment of Acute Cholangitis in revised Tokyo Guidelines. J Hepatobiliary Pancreat Sci 19：548-556, 2012 より)

　つまり，**胆石，胆道手術歴，胆管ステント留置の病歴がある患者の発熱や炎症反応高値は，腹痛がなくても，肝・胆道系酵素の上昇が軽度であっても，違うと判明するまでは急性胆管炎として対応するべき**なのだ。

急性胆管炎の診断は身体所見に頼りすぎないこと。

ミニパール 60
血管カテーテル留置患者（末梢静脈でも中心静脈でも）の発熱や悪寒戦慄，バイタルサインの異常は，カテーテル関連血流感染（CRBSI：catheter-related blood stream infection）を考慮すること！
刺入部の発赤・腫脹・膿性分泌物は遅れて出現することも多い。血液培養とカテーテル抜去をためらうな！

ミニパール 61
感染症，敗血症のフォーカス探しでは，中枢神経，呼吸器，胆道，尿路に加えて，骨・軟部組織，カテーテル関連，腹腔内膿瘍（下部消化管穿孔や子宮留膿腫，肝膿瘍などによる），前立腺を忘れないこと！

■敗血症を疑うタイミング

パール 67

敗血症を疑うセンスを身に付けておくこと。
ポイントは，①発熱時，②低体温の時，③体温が正常でも重篤感がある時，である。
体温にかかわらず，複数のバイタルサインに異常を認める場合は，ほかに原因が判明するまで敗血症を考慮すること！

敗血症は迅速な治療開始が要求される病態である［☞パール68］。可能性を考慮しなければ，治療は開始できない。では，どのような場合に敗血症を疑うのか？

発熱時（特に悪寒や戦慄を伴う場合）に敗血症を疑うことは基本である。さらに，体温が低い場合にも，敗血症を疑うセンスが要求される。敗血症患者の10〜20％は低体温で発症していること，さらに低体温や正常体温の敗血症は，発熱している場合よりも予後が悪いことを知っておく必要がある。つまり，発熱を呈していない敗血症ほど早期に発見し，治療を開始しなければならないのだ。

低体温では敗血症を考慮するとして，体温が正常範囲の敗血症をどのように同定するのか。ここでqSOFAスコアの項目が役に立つ。
qSOFAスコアは，**①呼吸数≧22/分，②意識変容（GCS<15），③収縮期血圧≦100 mmHg**，の3項目で構成され，感染症を疑った場合に2項目以上該当すれば，敗血症の可能性があるとされている。

qSOFAの項目は，**（体温が正常であっても）複数のバイタルサインの異常を呈する場合は敗血症の可能性あり！** と教えるものと理解すべきである。

複数のバイタルサインに異常を認める場合は，ほかに原因が判明す

るまで敗血症を考慮すること。

参考文献
1) Young PJ, et al. Crit Care 18：109, 2014.
2) Kushimoto S, et al. Crit Care 17：R 271, 2013.
3) Singer M, et al. JAMA 315：801-810, 2016.

ミニパール 62

インフルエンザ型の発熱（高熱, focal sign なし）で「全身状態良好で経過観察方針」とする場合は, "今日は元気で明日ショック"のパターンをきたす感染症の可能性を検討すること！
- 細菌性髄膜炎
- 壊死性軟部組織感染症（溶連菌, *Vibrio*, フルニエ症候群, *Aeromonas hydrophila*）
- toxic shock syndrome（黄色ブドウ球菌による）
- 脾臓摘出後の肺炎球菌菌血症
- 心筋炎（血圧低め, 頻脈, 呼吸数増加）
- 急性胆管炎
- 閉塞性腎盂腎炎

ミニパール 63

糖尿病患者, ステロイド利用者の発熱では, 重篤な感染症を想起すること！
気腫を探せ（腎, 胆嚢, 軟部組織）。あれば急速に進行する重症感染症の可能性が高い。

ミニパール 64

ER でフォーカス不明の発熱に抗菌薬を投与するのであれば, 必ず血液培養を実施し, フォローアッププランを立てること！
「改善しなければ（or 悪くなったら）また来てください」はまずい！最も悲惨な展開「よくわからない発熱（± CRP 上昇）➡ とりあえず数日の抗菌薬投与 ➡ よくわからないが解熱（± CRP 陰性化）➡ 同様の経過を2～3回繰り返す ➡ 突然, 心不全や脳梗塞で感染性心内膜炎と判明」だけは回避しなければならない。

■ 敗血症の治療

パール 68 敗血症を疑ったら，血液培養！ そして速やかに抗菌薬投与と十分量の輸液を行うこと！

　ERで感染症を疑った場合は，敗血症の可能性を検討しなければならない。敗血症の可能性を検討するツールとして，qSOFAスコアを活用すべきである［☞ パール67］。

　敗血症の初期治療は，十分量の輸液（細胞外液3時間以内に30 mL/kgの輸液）と早期の抗菌薬投与に尽きる。血液培養2セットを採取したら，感染源検索と並行して治療を開始することが重要である。

　しかし，敗血症における抗菌薬投与の迅速性は未だ認識されているとは言い難い。研修医がファーストタッチを行い，上級医に相談するという流れでは，入院担当科が決定するまで抗菌薬投与がなされないことも珍しくない。

　過去の研究でも敗血症患者に対して，抗菌薬投与までの時間が医師によって5倍の開きがある（71〜351分）ことや，重症敗血症では，抗菌薬投与が早いほど敗血症性ショックへの進展が減ること（1時間投与が遅れるごとに，敗血症性ショックへの進展が8％増加する），抗菌薬投与が1時間遅れるごとに死亡のリスクが4％上昇することが示されている。

　早期に敗血症を疑うセンス，早期の抗菌薬投与と輸液が患者を救う！

参考文献
1) Rhodes A, et al. Intensive Care Med 43：304-377, 2017.
2) Peltan ID, et al. Crit Care Med 45：1011-1018, 2017.
3) Whiles BB, et al. Crit Care Med 45：623-629, 2017.
4) Seymour CW, et al. N Engl J Med 376：2235-2244, 2017.

■ 壊死性軟部組織感染症を救え

> パール **69**
>
> 壊死性軟部組織感染症を誤解から救え，そして救命を！
> **一肢の急性発症の激痛では，壊死性軟部組織感染症を考慮せよ！**
> 「激痛＋バイタルサイン異常（血圧低下や頻拍）」がキーワード。見た目は派手ではない。
> 疑った場合は躊躇なく小切開を行い，指入る・滲出液あり・膿なし・出血なしがそろえば診断確定。直ちに抗菌薬と外科的デブリドマンを。

従来，壊死性筋膜炎と称されていた病態には多くの誤解が存在する。

1つ目は「**蜂窩織炎が重症化して壊死性筋膜炎に進展する**」という**誤解**である。この2つは全く異なる病態で，壊死性筋膜炎は軟部組織（表皮，真皮，皮下組織，筋膜，筋肉）に激烈に組織融解（破壊）をきたす病態で，近年は壊死性軟部組織感染症と称される。

2つ目は「**壊死性軟部組織感染症であれば，見た目が重篤**」という**誤解**である。表皮・真皮で壊死が進行すれば外見上，発赤や水疱形成が顕著となるが，皮下組織，筋膜，筋肉で壊死が進行した場合は外見上の所見は軽度の発赤程度である。

壊死性軟部組織感染症の病態は毒素による微小血管の閉塞であるため，**激痛**と壊死の急速進行が特徴である。壊死の急速進行に伴い，**バイタルサインの異常（血圧低下や頻拍）**を呈することが多い。過去の研究では，血液検査でヘモグロビン低下，CPK上昇，ナトリウム低値，CRP高値，白血球高値，血糖値高値，クレアチニン高値などの所見が蜂窩織炎よりも壊死性軟部組織感染症を示唆するとされている。

一肢（単独の上肢や下肢）の急性発症の激痛＋バイタルサインの異常では，壊死性軟部組織感染症を考慮しなければならない。

壊死性軟部組織感染症を考慮した場合は，局所麻酔下での小切開（2 cm 程度）が推奨される。

ここで3つ目の「**重症軟部組織感染症であれば切開すると排膿がある**」**という誤解**を知っておく必要がある。微小血管閉塞による組織壊死が病態であるため，組織への白血球遊走よりも組織融解が早いので排膿がない。組織融解（壊死）を反映して，**小切開後に指を入れるとズブズブ入り（組織の脆弱性），出血がなく滲出液（灰白色〜淡血性）を認めるのが特徴**である。これらの所見は外科系医師にも浸透していないので，救急医は絶対に知っておくこと！ そして，救命のために「外科的デブリドマンの必要性」について交渉すること。

救命のためには，**早期の抗菌薬投与と外科的デブリドマン（できれば6時間以内，遅くとも24時間以内）が必要**である。抗菌薬は，混合感染（嫌気性菌＋好気性菌）か単一菌（溶連菌, *Vibrio vulnificus*, *Aeromonas hydrophila*）かが判断材料となる。

壊死性軟部組織感染症を誤解から救え！ そして救命を！

参考文献
1) Stevens DL, et al. N Engl J Med 377：2253-2265, 2017.

ミニパール 65

IE（感染性心内膜炎）は遠きにありて思うもの！
稀な部位の感染症（骨髄炎，膿瘍，椎間板炎）や若年者の脳梗塞をみたら，感染性心内膜炎を考慮すること。

9.
アナフィラキシー，中毒，環境

■ アナフィラキシーでは躊躇するな

薬剤投与から短時間での症状出現はアナフィラキシーと判断すること！
皮膚症状に固執してはいけない！
アナフィラキシーと判断したなら経過観察は厳禁！
アドレナリン筋注を躊躇しないこと。

　アレルゲン（医療においては薬剤や造影剤など）曝露から短時間で症状が出現した場合には，アナフィラキシーを考慮する必要がある。具体的な症状としては，以下のものが挙げられる。
・皮膚症状（蕁麻疹，発赤）
・気道症状（喉の腫れや痒み）
・呼吸器症状（呼吸困難，喘鳴）
・血圧低下（ふらつき，一過性意識消失）
・消化器症状（腹痛，下痢，嘔吐）

　皮膚症状が出現した場合にアナフィラキシーと判断することは容易であるが，**10~20%は皮膚症状なしで発症**する。特に消化器症状はアナフィラキシーの症状と認識されにくいため注意が必要である。

　アナフィラキシーは，皮膚症状のみで時間とともに軽快するもの，気道・呼吸器症状や血圧低下まで認めるが時間とともに軽快するもの，短時間で心停止に至るものなど，軽症から重症まで多様である。初期の段階では重症度の判定は困難で，経過観察している間にあっという間に心停止という危険もあるため，**アナフィラキシーを経過観察することは厳禁である**と心得なければならない。

　短時間で心停止まで移行するような重症アナフィラキシーを救命するためには，**一刻も早いアドレナリン筋注（成人 0.3 mg，体重 30 kg 未満の小児 0.01 mg/kg）**が重要である。

アドレナリンは心停止時に用いられる薬剤であり，高齢者や心疾患患者では使用を躊躇されることがある。しかし，アドレナリン筋注の副作用は恐れていたほど多くない（アナフィラキシー経験者にアドレナリンの自己注射製剤を処方する際には，「自己判断で"まずい！"と思ったら躊躇せず自己注射しなさい。躊躇しているうちに意識を失うことのほうが恐ろしい」と指導するのだから）。アドレナリン筋注後にアナフィラキシーではないと判明することよりも，アドレナリンを躊躇して心停止に陥るほうが罪深い。空振りを恐れてはいけない。

アナフィラキシーの症状に敏感になること。
アドレナリン筋注を躊躇するな！

> **ミニパール66**
>
> **中毒治療では，どのような原因物質であれ大原則を意識すること！**
> ①自分の安全を守ること（二次汚染の予防）
> ②気道・呼吸・循環（ABC）の安定化を図ること（短期間で死亡するものはABCに異常をきたすもの，数日後に死亡するものは凝固障害をきたすもの）
> ③拮抗薬の存在を検索すること

■最重症アナフィラキシーの対応

> **パール 71**
>
> アナフィラキシーでアドレナリン筋注後，改善が乏しい場合に考慮すべき病態を知っておくこと。
> 最重症アナフィラキシーでは，とにかく大量の輸液，気道確保の準備，心停止が近ければアドレナリンの静注！
> 人手を確保せよ。

アナフィラキシーと判断したら，躊躇なくアドレナリン筋注を行うことで90％以上の症例では改善が認められる。しかしアドレナリン筋注後も状態が改善しない事例も，少数ながら存在する。このような時にパニックにならず，次に取るべき行動を知っておく必要がある。

❶最重症アナフィラキシー

- アドレナリンの投与を繰り返す：筋注は5分ごと。心停止が近いと判断したら静注
- 大量輸液：**血管内から35％以上の水分が漏出する**こともある。とにかく大量の輸液が必要（5,000 mL以上のポンピングによる大量輸液が必要な場合もある）
- 気道確保：アナフィラキシーでの気道確保は，喉頭浮腫が予想され，相当なdifficult airwayであることを想定しなければならない。安易な筋弛緩薬投与は慎むこと。輪状甲状靱帯にマーキングし，外科的気道確保の備えも行っておく。そして，麻酔科医にあらかじめ連絡するくらいの慎重さも求められる

❷β受容体遮断薬の長期服用

β受容体が遮断されており，アドレナリンの効果が発揮されない。この場合はグルカゴンを投与する（細胞内cAMPを活性化することでβ作用が出現する）。

❸血管浮腫

アンジオテンシン変換酵素阻害薬やアンジオテンシンⅡ受容体拮抗薬内服で発生する。症状が重症である場合は、気道管理と新鮮凍結血漿（FFP）投与を考慮する。

❹ヒスタミン中毒

サバなどの青魚を食べていないかチェックする。鮮度が低下し筋肉成分に含まれるヒスチジンがヒスタミンに変換された魚を食べることで発症する。

❺ toxic shock syndrome

黄色ブドウ球菌の産生する毒素によって発症する。「発赤＋血圧低下」から、アナフィラキシーと判断されることもある。「発熱＋発赤＋血圧低下」では toxic shock syndrome も考慮すべきである。熱傷、術後、タンポン使用、軟部組織感染などの病歴をチェックする。敗血症性ショックとして治療する。

最初の治療でうまくいかなくてもパニックになるな！ 次に取るべき選択肢を想定しておくこと。

■低体温症の原因検索

パール 72

低体温症では原因検索を怠らないこと！
2つの可能性を考慮せよ。
①動けなくなって低体温？（外傷，脳血管障害，中毒）
②低体温で動けなくなった？（内分泌疾患，敗血症）

　低体温症に対して治療（復温）だけで安心してはいけない。「なぜ，低体温症になったのか？」を考えなければ，背後の真の原因を見逃すことになる。

　低体温の原因検索として，**①動けなくなって低体温になったのか，②低体温で動けなくなったのか**，の2つのパターンを考えなければならない。
　①では，外傷（転倒 ➡ 脊髄損傷，大腿骨骨折），脳血管障害，中毒（アルコールや薬物）の頻度が高い。
　②では，内分泌疾患（低血糖，高血糖，副腎不全，甲状腺機能低下症）や敗血症を考慮しなければならない。敗血症で低体温をきたすし［☞パール67］，低体温では感染を合併しやすい（低体温と感染は密接な関係がある）。

　バイタルサインの解釈も低体温の原因検索に役立つ。**低体温症では尿量以外すべて下がるのが典型的**であり，血圧も心拍数も低下する。低体温にもかかわらず，血圧高値の場合は脳血管障害（➡ 麻痺 ➡ 動けない ➡ 低体温症）を考える必要があり，頻脈の場合はその原因（出血，外傷，敗血症など）を考慮するセンスが要求される。

低体温症に対して，復温だけで満足しないこと！

■ 熱中症は除外診断

> パール **73**
>
> 冬の体調不良で一酸化炭素中毒と低体温症は疑わないと診断できないが，夏の体調不良で熱中症は除外診断である。
> 自称「熱中症」を鵜呑みにするな！
> 熱中症は除外診断と心得，3つの可能性を検討すること！
> ①本当に高温多湿環境下で発症したか？
> ②ほかの重篤な疾患を見逃していないか？
> ③熱中症に合併した他疾患，外傷を見逃していないか？

多くの患者が夏の体調不良を「熱中症」と自己診断してERを受診する。医療者側にも「どうせ，また熱中症でしょう」という油断が生じやすい。

しかし「自称熱中症」を鵜呑みにすると，重篤な疾患や熱中症に合併した疾患を見逃す危険がある。

熱中症は，高温多湿環境下で生ずる生体の障害の総称であり，**本当に高温多湿下におかれていたのか**を確認しなければならない（もちろん屋内でも高温多湿環境であれば発症する）。たとえば「昨夕に屋外で作業し，本日朝に体調不良」というのは典型的な病歴ではない。

熱中症は他疾患を除外できて初めて診断できるものであり，典型的な病歴でない場合は，熱中症という先入観を捨てて診療することが重要である。感染症（敗血症），脳卒中，心筋梗塞，腹部大動脈瘤破裂，甲状腺クリーゼ，急性薬物中毒など，多くの重篤な疾患が熱中症と誤診され，トラブルとなっている。

多臓器不全まで進展する重度の熱中症も存在するが，そのような事例は他疾患（脳卒中，感染症，外傷，低血糖，高血糖昏睡，急性薬物中毒など）で長時間動くことができなくなり高温多湿環境への曝露が

長時間となった場合が多い。熱中症と診断しただけで安心してはならない。

**熱中症は除外診断である。自称「熱中症」を鵜呑みにするな！
ほかの疾患，合併する疾患を見逃さないこと。**

ミニパール 67

活性炭は利点とリスクを考えて投与を検討すること！
- 活性炭の適応：①内服量が中毒量を超えており，内服後の経過が短時間である場合，②内服薬物が不明だが，生命に危険が及ぶ場合
- 活性炭による有害事象：誤嚥による肺炎を併発すると重篤化する（意識障害時には気道確保が必要）

ミニパール 68

小児の異物誤飲（消化管異物）の大半は経過観察でよいが，以下は覚えておこう！
- PTP（薬剤包装シート）とボタン電池は要注意！
- PTP が食道に停留している場合は摘出が必要（穿孔のリスクがあるため）。胃に落ちていれば経過観察可能
- ボタン電池が食道に停留している場合は緊急（2 時間以内）に摘出の必要あり。胃まで落ちている場合は 48 時間以上停留するなら摘出が必要
- ボタン電池と磁石を誤飲した場合は危険！ 早期に摘出が必要

10.
外傷

■ Primary survey を実施せよ

> **パール 74**
>
> 不安と混乱は忘却を招く。
> 外傷診療では，どんな時でも ABC から始めること！
> 派手な外傷に目を奪われるのではなく，見えない外傷を探すべし！

外傷診療に苦手意識があるところに，外傷症例が搬送されると不安になる。さらに ER が混雑していたりすると混乱する。不安と混乱が重なると，正しい評価手順は忘れ去られてしまう。外傷診療における失敗は「高度な手術（止血術）ができなかったこと」ではなく，「不安と混乱が招いた忘却によって基本がおろそかにされること」で発生する。

内因性疾患では重篤な疾患が軽症そうに受診することがあり，重症度評価で大きなストレスを抱えるが，外傷においては「**重症外傷は "重症そうに" 登場する**」ことがほとんどである。**定められた手順で評価をすれば，致死的な外傷を見逃すことはない**のだ。

定められた手順とは，以下の ABCDE である。

Airway　　：気道確保と頸椎保護
Breathing　：酸素投与と換気（緊張性気胸があれば脱気）
Circulation：外出血のコントロール，見えない出血（胸腔，腹腔，骨盤腔）評価と循環維持
Disability　：意識障害の評価
Exposure　：脱衣と保温

これは，放置したら短時間で死亡につながる順番に生理学的異常を評価する手順で primary survey と呼ばれる。通常はベッドサイドで 2〜3 分で実施できる（日本の JATEC ガイドラインでも米国の ATLS ガイドラインでも共通のアプローチである）。

ERでは「AはOK！」「Cに異常あり！ 出血源の検索を！」など，評価を声に出して情報を共有することで，治療にもリズムが生まれる。

四肢の脱臼骨折や意識障害など，見た目でわかりやすい所見にばかり注目して，primary survey を実施することなく画像検査に走り，検査室で心停止，というのが外傷素人の最悪の失敗である。primary survey は，見た目の派手さではなく**致死的な見えない外傷**（緊張性気胸などによる呼吸の異常や，体腔内への出血による循環の異常など）**を積極的に探す**アプローチなのだ。

外傷が苦手であればこそ，この手順を絶対に省略してはならない。当然，静脈路確保など侵襲的な手技やエコー，X線など画像検査が過剰になることもあるだろう。しかし，それは**見えない外傷で患者を失うことを防ぐために払われるべき代償**なのだと割り切る必要がある。

どんなベテラン救急医だって，primary survey アプローチを遵守している。
外傷診療が苦手なら，primary survey の空振りを恐れるな！

ミニパール 69

PTD（preventable trauma death）は外科的な問題以外で起こる。つまり気道，呼吸，循環（出血性ショック）への対応法を覚えればPTDは回避できるのだ！
手術ができないからといって外傷治療に苦手意識を感じるな！
Trauma is a non-surgical disease. これは筆者が内科医から救急医を志した時に最も励みになった言葉である。

■外傷ショックを見逃すな

> **パール 75**
>
> 外傷患者では,血圧低下の前にショックを認識すること!
> 意識変容(不穏,興奮,傾眠),皮膚の湿潤・冷感,頻拍,呼吸数増加はショックのサインと心得よ!
> 乳酸値,Base Excess(BE)も役に立つ。
> 見える出血だけでなく,見えない出血(胸腔,腹腔,骨盤腔への出血)を探すこと。

　回避可能な外傷死(PTD:preventable trauma death)との戦いは,出血性ショックとの戦いといっても過言ではない。

　つまりPTDを回避するためには,「いかに早期にショックを認識するか」が最重要なのである。血圧が低下していればショックの診断に難渋しないが,そこまで待っていると救命率は低下する(30%以上の出血を呈さないと収縮期血圧は低下しない)。血圧が正常な出血性ショックは救命率が高いが,同時に見逃される危険が高いという事実を認識しなければならない。

　外傷患者で早期に出血性ショックを認識するためには,以下の1つでも存在すれば,出血性ショックが存在するものと考えておくべきである。

- **意識変容(不穏,興奮,傾眠)**
- **皮膚の湿潤・冷感**
- **頻拍**
- **呼吸数増加**

　血液ガス検査(静脈血でかまわない)も簡便で有用である。乳酸値上昇(3 mmol/L=27 mg/dL以上)やBase Excess低下(BE <−5)は血圧低下がなくとも出血性ショックの可能性を示唆する重要な値である。反対に乳酸値やBEの正常化は,新規出血がなく状態が安定し

てきたことを示唆する good news である。

　外傷患者の出血性ショックでは，**見える出血（外出血）だけでなく見えない出血（胸腔，腹腔，骨盤腔への出血）を積極的に探すことが**重要である。ベッドサイドでエコーとポータブル X 線を活用すること。

ショックの早期発見が PTD から患者を救う。空振りを恐れないこと！

> ミニパール 70
>
> 外傷では「末梢冷感＋頻拍（cool, tachy）」があればショックがあると認識することが大原則！ しかし，ショックでも頻拍をきたさない患者群に注意すること！
> - 高齢者（代償機能の低下）
> - 薬剤（β 受容体遮断薬など心拍数を低下させる薬剤）内服患者
> - ペースメーカ留置患者
> - 低体温の合併
> - 血管迷走神経反射の合併
> - 脊髄損傷の合併
> - 激痛を呈する場合（副交感神経が亢進し徐脈となる）
> - 交感神経緊張に拮抗し，副交感神経が緊張し交感神経を追い越してしまった病態（心停止が近い危険な病態）
>
> 代償性に頻拍となるべき状況で，頻拍にならないことは早期の循環動態破綻をきたす危険を示唆している。「頻拍でないからショックではない」と油断しないこと。

出血性ショック時の止血術

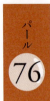

パール 76

循環動態安定化に輸血が必要な出血性ショックであれば，緊急止血術が必要である．専門医への止血術依頼を躊躇するな！
1分でも早い止血術実施に向けて時間を無駄にしないこと！

　循環動態安定化に輸血が必要な出血性ショックであれば，緊急止血術が必要である．夜間でも休日でも，専門医への止血術の依頼を躊躇してはならない．

　専門医への過剰な忖度や連絡を敬遠して，「このまま輸血を継続して経過観察しよう」などと安易な判断を絶対にしないこと！ 輸血が必要な外傷性出血に自然止血は期待できない．

　止血術は，開胸・開腹術よりも経動脈的塞栓術（TAE）が第1選択となる事例が増加してきている（刺創や銃創など穿通性外傷による出血性ショックでは，開胸・開腹術が第1選択となる）．

　輸血をしても止血術まで循環動態を維持できない場合は，REBOA（resuscitative endovascular balloon occlusion of the aorta：大動脈遮断バルーン）挿入を早期に考慮する．腹腔内出血，骨盤骨折や下肢開放骨折からの出血はよい適応である．大腿動脈の拍動を触知する間に，シースカテーテルだけでも早期に挿入しておくべきである．

　緊急止血術が必要と判断したら，1分でも早い止血術実施に向けてスタッフ全員の協力が必要となる．家族への説明，輸血製剤や書類の準備，移動時間の短縮（エレベータ待ちをなくす努力）など，小さな協力の積み重ねが止血術までの時間を短縮する．

治療方針が決定したあとに，ER滞在時間を長引かせないこと！

■外傷患者の低体温予防

パール 77

外傷患者を絶対に「寒がらせない」こと！
低体温はPTDへの入り口と心得よ！
①室温に配慮する，②患者を温める，③輸液を温める，④侵襲処置は最小限にする，という4原則を守ること。

重症患者であるほど医療者は興奮し，汗をかいて治療する。そのような場合はERの室温が低くても気にならない。

しかし，**「外傷患者は寒がっていないか？」を確認する**ことを忘れてはならない。

低体温はPTD（回避可能な外傷死）の入り口である。外傷患者が低体温を合併すると，凝固障害やアシドーシスを併発し死亡率が著しく高くなる（低体温，アシドーシス，凝固障害を「外傷における死の三徴」と呼ぶ）。

低体温をきたすと復温が難しいので，予防が重要である。

❶**室温に配慮する**：医療者が快適なら患者は寒い。医療者が汗をかくくらいがちょうどよい。

❷**患者を温める**：外傷評価で全身脱衣を行っても，そのままにしないこと。

❸**輸液を温める**：常温の輸液を急速投与すると，寒さを訴える患者も多い。大量輸液や輸血を要する外傷患者では，輸液を必ず37℃くらいに加温すること。

❹**侵襲処置は最小限にする**：重症外傷では低体温をきたしやすい。加えて大量出血では，組織の嫌気性代謝進行によるアシドーシス，凝固障害をきたす危険も高くなる。このような状況での侵襲性の高い処置は，さらに全身状態を悪化させる危険を伴う。すべてを一度に実施するのではなく，必要最小限の止血術（圧迫パッキング，骨盤・長管骨の固定，TAEなど）にとどめ，集中治療室での復温，

全身管理を行うことが推奨される。

「患者を寒がらせないこと」は地味だが重要なことである。
外傷患者を絶対に低体温にさせるな！

ミニパール 71
外傷患者の頻拍を「痛みや興奮の影響」と決めつけないこと！
痛みや興奮で頻拍になっているのであれば，血圧も上昇しているはず。血圧の上昇がなく頻拍を認める場合は，出血性ショックの初期段階の可能性が高い。必ず出血源（胸腔，腹腔，骨盤腔）の検索を忘れるな！

ミニパール 72
受傷3時間以内の外傷性出血に伴う大出血ではトラネキサム酸を投与すべし！
1 g を10分かけて静注した後，1 g を8時間で静注する。副作用が少なく，早期であればあるほど生命予後改善が期待される。

ミニパール 73
側背部〜側腹部（特に左側）は最も外傷に弱い部分である。ぶつけただけでも脾臓・腎臓・肝臓の破裂の危険あり！

ミニパール 74
肋骨骨折を侮るな！
3本以上の骨折で合併症（内臓損傷，呼吸不全，肺炎）のリスクが有意に上昇する。可能な限り入院させて経過観察を！

■出血性ショック時の輸液

> **パール 78**
>
> **外傷や消化管出血による出血性ショックでは，輸液だけで出血量のすべてを補おうとしないこと！**
> バイタルサインの正常化ではなく，臓器血流の維持（正常の意識状態の維持と収縮期血圧 80〜90 mmHg）を目指すべし。
> 輸液量が 1,500 mL を超えるまでには輸血を開始できる準備を！

輸液が主体となる病態（敗血症，高血糖緊急症，出血性ショック）において輸液量が不十分であることは，回避可能な死亡（preventable death）を招く重大な誤りである。しかし，**過剰な輸液には不都合もある**ことを知っておく必要がある。

かつての戦争・紛争における戦地での外傷治療の経験から，細胞外液の大量輸液によるリスクがあることが判明した。

- 細胞外液は「血管内1：間質3」の割合で分布するため，大量輸液は肺水腫をきたすリスク
- 希釈性凝固障害，炎症の惹起，再灌流障害のリスク

そのため**出血性ショックにおける輸液の目標はバイタルサインの正常化ではなく**，①頭部外傷合併がない場合は**臓器血流の維持**（正常の意識状態を保ち，橈骨動脈が触知できる収縮期血圧 80〜90 mmHg レベルの循環動態），②頭部外傷の合併を疑う場合は**正常血圧の維持**（収縮期血圧 120 mmHg 程度）とされる。

総輸液量を減らすためにアルブミンや人工膠質液の使用を主張する医師もいるが，これらは細胞外液に比べて非常に高価であり，予後改善の効果は認められていない。
出血性ショックの輸液では生理食塩水もしくは細胞外液を選択する

ことが原則であるが，初期輸液量 1,500 mL を超える前には輸血を開始できることが望ましい．つまり，**細胞外液 1,500 mL では臓器血流を維持できない**出血と判断した場合は，早期に輸血の決断が求められる．

出血量のすべてを輸液だけで補おうとしないこと！

ミニパール 75

頭部外傷単独ではショックにならない！
「意識障害＋血圧低下 or 頻拍」の外傷では，必ず体幹部の外傷検索を忘れるな！

ミニパール 76

小児の「階段から転げ落ちた」は，重篤な外傷はまず起こらない！ 重篤な外傷が発見されたら虐待を疑うべし．
成人の「階段から転げ落ちた」は，重篤な外傷が起こっていると覚悟を決めて診療すること［☞ パール 25］！

ミニパール 77

自動車単独事故には背後に内因性疾患の影あり！
「頭文字 "S" 8 つ」の可能性をチェックすること．
- 酒（飲酒）
- 精神に影響する薬剤（睡眠導入薬，覚せい剤，危険ドラッグなど）
- 心筋梗塞
- Sugar（低血糖）
- Sleep apnea syndrome（睡眠時無呼吸症候群）
- Syncope（失神）
- SAH（くも膜下出血）
- Seizure（てんかん発作）

■出血性ショック時の輸血

> **パール 79**
> 出血性ショックと判断したなら輸血を躊躇しない！
> 血液型判明前に O 型赤血球濃厚液輸血の決断を！
> 大量輸血なら新鮮凍結血漿，血小板の輸血も行うべし。
> 循環動態が安定しているなら，ギリギリまで（Hb <7 g/dL）我慢せよ！

　出血性ショックの輸液では生理食塩水もしくは細胞外液を選択することが原則だが，大量輸液による有害事象（再灌流障害や凝固障害）を回避するために**初期輸液量 1,500 mL を超える前には輸血を開始**できることが望ましい。つまり，細胞外液 1,500 mL では臓器血流を維持できない出血と判断した場合は，早期に輸血の決断が求められるのだ［☛ パール 78］。

　最初に用いる輸液製剤である赤血球濃厚液（RBC）の準備には，血液型判定だけでも 20 分を要し，交差試験で適合した血液製剤の使用には 40〜60 分の時間を要する。初期輸液 1,500 mL が入るまでに血液型の判定も待てないような**緊急性の高い出血性ショックでは，O 型 Rh（＋）の赤血球濃厚液（妊娠可能女性では，可能であれば O 型 Rh（−）の血液製剤）の使用を躊躇してはならない。**

　1 時間以内に 8 単位以上，もしくは 12〜24 時間以内に 20 単位以上の輸血が必要とされる場合は「大量輸血」と定義される。**大量輸血が必要な場合は，RBC だけでなく新鮮凍結血漿（FFP）も 1：1 の割合で輸血する**ことが推奨される（総死亡率の低下，凝固障害の予防，多臓器不全や呼吸不全の予防に寄与する）。

　RBC 輸血が 20 単位以上となる場合，血小板（Plt）$2〜5 \times 10^4/\mu L$ で止血困難な場合は，Plt 輸血を考慮する。活動性出血がある場合は Plt $5 \times 10^4/\mu L$ 以上が目標となる（RBC：FFP：Plt＝1：1：1 が理想）。

一方で**循環動態が安定しているのであれば，輸血療法は厳格に制限するべきである**（Hb＜7 g/dL が基準とされる）。輸血によって感染症罹患，肺水腫，心不全などのリスクも上昇することが示唆され，輸血は臓器移植と同等と考える繊細さも必要なのだ。

ER における輸血では，大胆さと繊細さのバランス感覚が患者を救う。

ミニパール 78
女性・小児・高齢者の外傷では，必ず虐待の可能性を検討すること！

ミニパール 79
大量血胸では大動脈破裂，外傷による動脈損傷を考慮すること！
ドレナージを行う場合には，血圧低下に備えて輸血などの準備を万全に行うこと。

ミニパール 80
木片の皮下異物混入は CT や単純 X 線では検出が難しい（空気のように黒く抜けるだけ）。検出にはエコーを活用すること！

■ 骨折のトラブルを防ぐ方法

> **パール 80**
>
> 骨折をめぐるトラブルは，コミュニケーションエラーに起因する。「X線で骨折は認めません」と安易に発言しないこと！
>
> 疼痛，圧痛，腫脹を伴う四肢外傷に対しては，積極的に局所冷却と良肢位固定を行い，「仮に後日，骨折と判明しても手遅れにならないように処置させていただきます」と説明を！

　開放骨折，転位が激しい骨折など，緊急性が高い病態で整形外科医への連絡が遅れてトラブルになることは少ない。

　骨折をめぐるトラブルのほとんどは，「骨折ではありません」と説明されたのに後日の診察で骨折が判明した，という類のコミュニケーションエラーに起因するものである。

　転位を伴わないような軽微な骨折に対する単純X線の感度は優れていない（最近では，エコーを用いる専門医も多い）ため，読影に自信がなければ，**ERでは「X線で骨折は認めません」と安易に発言するべきではない。**

　局所の疼痛，圧痛，腫脹を伴う四肢外傷に対しては，局所冷却と良肢位固定（2関節固定が原則）を積極的に実施しておくことである。これは骨折に対する初期治療にほかならない。

　説明では，以下の4点を明確にしておくことが重要である。
① 初診時に判明しなかった骨折が，後日判明することがあること
② 後日骨折とわかっても手遅れにならないように処置をしたこと
③ 帰宅後は患肢挙上して過ごすこと
④ 本日の処置が，仮に後日骨折が判明しても十分な対応となっていること（骨折があるものとして対応していること）

骨折は臨床診断であると心得ること！

あとがき

　小学生の頃，保護者懇談で担任の先生から「お宅のお子さんは，口先だけで行動が伴っていませんね」と指摘され，母親が泣いて帰ってきたことを覚えています。相当に生意気な小学生だったのだと思います。ですが，厳格で毅然としているイメージのあった親を泣かせるというのはそれなりに考えるところがあったようで，自分の考えを語ることを憚るようになりました（口に合わせて行動を改めればよいのに，それをしないところが志の高い人との違いです）。

　医師となって，よき師に恵まれ，30代になると文章を書かせていただく機会を得ました。本当に感謝しています。しかし，文章を書く時にも「誰からも非難されない」ことを無意識に優先していたようです。師の1人に「君の書く文章は自分を出していない，"発表会"のようなお上品なものだね」と指摘された時には，ハッとしました。そんなことを直言してくれる師をもったのは本当に幸せなことです。

　その後種々の巡り会わせで，小さいながらも集団のリーダーになる機会を得ました。齢を重ねることで，自分の発言に対して，開き直れる図々しさを少しは身に付けたと感じます（人間としてよいことなのかはわかりませんが……）。
　そこで本書は"発表会"用のお上品さはなくし，日頃現場で伝えていることをそのまま書きました。

読者の方々には手に取っていただき，御礼申し上げます。このような形で出版してくださった医学書院には感謝の気持ちでいっぱいです。

　齢を重ねると人生を達観し，惑わず，などというのは私には当てはまらないようです。ですが，尊敬する亡き父に幼少時から教えられた「実るほど頭を垂れる稲穂かな」という言葉は強く心に残っています。ERは，研修医の頃の謙虚さを忘れさせない，私には適した場所だと実感します。
　私を導いてくださった寺澤秀一先生，箕輪良行先生，林寛之先生，雇用してくださった名古屋掖済会病院，藤田医科大学（前 藤田保健衛生大学），このような働き方に賛同してくれた後輩たちに，心から感謝を申し上げます。
　多くの方のおかげで，医者人生，折り返し地点までは本当に幸せです！

2018 年 10 月

岩田　充永

索引

数字・欧文

Ⅱ型呼吸不全　33
β受容体遮断薬　138
ADL低下　61, 63
best supportive care (BSC)　67
CT　56, 84, 102, 104, 111, 119
D-dimer　82
primary survey　144
preventable trauma death (PTD)
　　　　　　　145, 146, 149
PTP　142
qSOFA　130
SpO_2　30, 32, 37, 97
ST上昇型心筋梗塞　74, 76, 80
toxic shock syndrome　139
tPA　82
wide QRS頻拍　92, 93

あ

アシドーシス　60, 62, 113
アドレナリン　136, 138
アナフィラキシー　27, 136, 138
　——, 最重症　138
アルコール　51, 121

い

意識障害　41, 43, 51, 122
異所性妊娠破裂　65
痛み　34, 78

一過性意識障害　45
一過性脳虚血発作　44
異物誤飲　142
飲酒　57
咽頭痛　126

う

右室梗塞　80
運動失調　101

え・お

壊死性軟部組織感染症　133
嘔吐　54

か

外傷　51, 149, 152
外傷ショック　146
外傷性出血　150
過換気症候群　30
活性炭　142
カテーテル関連血流感染　129
下壁梗塞　26
肝酵素　58
肝硬変　127
感染性心内膜炎　134

き

気管挿管　23, 25
気道確保　22
気道閉塞　22

虐待　152, 154
急性胃腸炎　116
急性冠症候群　70, 72, 74
急性喉頭蓋炎　126
急性心筋梗塞　14, 26, 75, 76, 87, 120
急性心不全　87, 88
急性大動脈解離
　　　　27, 44, 45, 78, 80, 82, 84, 87, 119
急性胆管炎　128
急性脳梗塞　14
急性閉塞性腎盂腎炎　115
急変　24, 26, 28, 30, 31, 75, 110
起立試験　47
起立性低血圧　47

く・け

くも膜下出血　26, 45, 53, 102, 104
傾眠　37, 46, 64, 119, 146
けいれん　66, 101
けいれん重積　14
激痛　111, 114, 133
血圧　40
血圧上昇　112
血圧低下　36, 146
血圧低値　41
血液培養　125, 132
血管浮腫　139
血便　64

こ

降圧　40
高アンモニア血症　58
高カリウム血症　57, 93, 95
高カルシウム血症　64
抗菌薬　125, 131, 132, 133
後頸部痛　54

高血糖緊急症　118
高血糖高浸透圧症候群　118
交通外傷　16
興奮　37, 146
高齢(者)　29, 55, 59, 61, 63, 64, 72,
　　　　111, 114, 119, 127
誤嚥性肺炎　127
呼吸数　30, 32, 37, 59, 146
骨折　155
コミュニケーション　9, 34, 155

さ

災害医療　10, 14
細菌性髄膜炎　124, 125
三環系抗うつ薬　93

し

止血術　148
四肢麻痺　50
失語　100
失神　29, 45, 65
自動車単独事故　152
しびれ　100
重症外傷　144
重篤感　130
手術歴　77, 83, 108, 128
出血性ショック
　　　　37, 146, 148, 150, 151, 153
上気道閉塞　67
小腸閉塞　108
上部消化管出血　109
除外診断　116, 127, 141
ショック　27, 113, 115, 131, 147, 152
徐拍　75
徐脈性ショック　95
腎機能障害　60

神経脱落症状　44
腎梗塞　114
心室細動　75
心タンポナーデ　67
心電図　70, 74, 76
心房細動　91, 111

す

髄液検査　124
頭痛　53
ステロイド　125, 131

せ・そ

精神症状　49
脊髄圧迫症候群　67
脊髄硬膜外血腫　44, 84
脊髄損傷　95
前交通動脈瘤　104
造影剤腎症　35

た

体温異常　51
大腸閉塞　110
大動脈瘤　77, 83
大量血胸　154
担癌患者　67
短期記憶障害　100

ち

中大脳動脈瘤　104
中毒　137
腸管壊死　64, 113
腸管拡張　113
腸管虚血　111
腸閉塞　113
鎮静　36
鎮痛　34

て

低カリウム血症　62, 93
低血糖　51, 119, 120, 121
低酸素血症　95
低体温（症）　95, 130, 140, 149
低ナトリウム血症　46, 48
てんかん発作　101, 103
転倒　63

と

頭蓋内疾患　48, 51
頭蓋内病変　112
同期電気ショック　92
糖尿病　70, 72, 119, 120, 131
糖尿病性ケトアシドーシス　118
糖尿病薬　121
頭部外傷　152
動脈瘤　102
特発性細菌性腹膜炎　127
吐血　22, 27, 112
トラネキサム酸　150
トロポニン　70

な

内分泌疾患　121
内ヘルニア　108

に

ニトログリセリン　81
乳酸値　42, 60, 111, 113, 146
尿閉　57
尿路感染症　57, 66, 127
尿路結石　114, 115
妊娠　66

ね・の

熱中症 141
脳梗塞 82, 100, 119, 134
脳動脈瘤 104

は

敗血症
　　　31, 113, 115, 121, 128, 130, 132
肺塞栓症 31, 45, 87, 97
バイタルサイン
　　　37, 47, 49, 51, 63, 130, 133, 140
発汗 59
発熱 115, 124, 128, 129, 130, 131
反射性失神 47

ひ

ヒスタミン中毒 139
ビタミンB_1欠乏（症） 121, 122
病歴 25, 49
頻拍 51, 90, 91, 146, 147, 150
頻脈 97

ふ

不穏 24, 59, 72, 119, 146
不快感 72
副腎不全 120
腹痛 55, 56, 65, 66, 111
腹部大動脈瘤 114
不整脈 90

へ

閉鎖孔ヘルニア 64
便意 24, 55
便秘 55
片麻痺 119

ほ

歩行障害 52
ボタン電池 142
発作性上室性頻拍 94

ま行

末梢冷感 147
麻痺 48, 100
麻痺性イレウス 113
めまい 54
網状皮斑 27

や行

薬剤 27, 57, 59, 63, 95
薬物中毒 93
輸液 81, 132, 138, 151
輸血 148, 151, 153
腰椎穿刺 124

ら行

リズムコントロール 91
リベド 27
冷汗 59, 120
レートコントロール 91
肋骨骨折 150